Studien zur Geistesgeschichte und Kultur
Im Auftrage der Comenius-Gesellschaft herausgegeben von Dr. Artur Buchenau

3

Die Not der Konfirmationspraxis im Lichte jugendpsychologischer Erkenntnisse

Von

Siegfried Schlauck

Berlin und Leipzig 1935
Verlag Walter de Gruyter & Co.
vormals G. J. Göschensche Verlagshandlung / J. Guttentag, Verlagsbuchhandlung
Georg Reimer / Karl J. Trübner / Veit & Comp.

Archiv-Nr. 34 23 34
Druck von Walter de Gruyter & Co., Berlin W 10
Printed in Germany

Meinen lieben Eltern
in Dankbarkeit

Inhaltsangabe.

Einleitung.

§ 1. Die Entwicklung der Diskussion über das Problem der Konfirmationspraxis von 1869 bis 1934.

„Die ganze Welt jener der Kirche Entfremdeten ist nichts andres als die Masse der Konfirmierten", so äußerte sich im Jahre 1869 in Stuttgart auf dem Kongreß für Innere Mission Johann Hinrich Wichern über die übliche Konfirmationspraxis [1]). Es war ein kühner Satz, dessen Tragweite außer dem genialen Sprecher wenige erkannt haben mögen. Wicherns Blick geht augenscheinlich von der empirischen Kirche, deren Lage er mit den scharfen Worten unerbittlich deutlich kennzeichnet, zu der von ihm mit brennendem Herzen ersehnten Volkskirche, und die weitere Diskussion der Konfirmationsfrage hat immer wieder bis zu den neuesten Erörterungen hin bewiesen, daß in der Tat in der Frage nach der Konfirmationspraxis die Frage nach dem Wesen und Sein der evangelischen Kirche untrennbar eingeschlossen ist. Wichern forderte als Mittel zur Behebung der ernsten kirchlichen Not die Rückkehr zur katechetischen Konfirmation, sie sollte den Abschluß der kirchlichen Erziehung bilden und ohne Glaubensbekenntnis der Konfirmanden und unter Vermeidung eines Gelübdes mit Gebet und Handauflegung stattfinden. Die Abendmahlsfeier wurde in seinem Vorschlage als besonderer Akt von der Einsegnungsfeier getrennt und mit der Ablegung des Gelübdes verbunden. Wichern ging dabei von der Anschauung aus: „Besser garnicht als unwürdig zum Sakrament!" Sein Ziel war die Bildung einer besonderen Abendmahlsgemeinde und das Motiv für seinen Angriff gegen die übliche Konfirmations-Praxis ist in der Erkenntnis der religiösen Unreife der weitaus meisten Konfirmanden zur Zeit der Konfirmation und der damit verbundenen Erstkommunion zu suchen, ist also psychologischen Beobachtungen entwachsen.

Die Diskussion des Konfirmationsproblems hat dann im wesentlichen bis zum Jahre 1891 geruht. Erst auf der Tagung der Generalsynode jenes Jahres stellten Erfurter Pfarrer einen Antrag auf Erhöhung des Konfirmationsalters [2]); auch sie waren von der Überzeugung durchdrungen, daß

[1]) Wichern im Referat auf dem 14. Kongreß f. J. M.: „Die Aufgabe der evgl. Kirche, die ihr entfremdeten Angehörigen wiederzugewinnen" in „Gesammelte Schriften", Hamburg 1902 S. 1189.

[2]) Verhandlungen der 3. ordentl. Generalsynode 1891, Berlin 1892 — S. 16 u. 564 ff. (Antrag Scheibe und 138 Gen.)

die Konfirmation die Kinder in einem Alter einsegne, in welchem sie zur Erfassung des Ernstes der Handlung noch nicht fähig seien. Der Antrag wurde wegen seiner praktischen Undurchführbarkeit abgelehnt, seine zweifellos psychologisch fundierten Konsequenzen vermochten nicht über die zwingenden Realitäten einer staatlichen und kirchlichen Ordnung den Sieg zu erringen und Althergebrachtes zu stürzen. Noch stärker tritt die psychologische Begründung von Reformbestrebungen hervor in den Erörterungen über „Konfirmation und höhere Schule", welche in der Zeitschrift für den evangelischen Religionsunterricht 1896 bis 1899 ihren Niederschlag fanden. Hier wird die alte Forderung: Höheres Alter der Konfirmanden und Trennung des Abendmahlsganges von der Einsegnung nach der pädagogischen Seite ergänzt: Klares Katechumenatsziel und Erteilung des Konfirmandenunterrichts durch die Lehrer als die gegebenen Kenner der einzelnen Schülerseele, (a. a. O. 1896 S. 36 ff.). Im Verlauf der Auseinandersetzungen wies man auf die Unzulänglichkeit des kirchlichen Gemeindelebens hin als einen Mangel für die Weiterführung der Konfirmierten und forderte Rückkehr zur Bucerischen Konfirmationspraxis [3]), vor allem aber wurden Bedenken gegen die Forderung des Bekenntnisses und des Gelübdes von vielen Pädagogen geltend gemacht. Von beiden sagte Professor Marx [4]), für ihre Bedeutung und Tragweite fehle vielen unter den Schülern „das Verständnis durchaus; ja, wir müssen annehmen, daß bei nicht wenigen die Stimme des Herzens dem, was die Lippen bekennen und geloben, geradezu widerspricht" [5]). Eine Umfrage, deren Ergebnis aus 46 Auskünften in dem Jahrgange 1898/99 der Zeitschrift veröffentlicht wurde [6]), zeigte einwandfrei, daß man „die heute herrschende Gestalt der Konfirmation" für „pädagogisch anfechtbar" hielt [7]) 1. wegen viel zu großer Unreife der Konfirmanden, 2. wegen zu vieler Versuchungen nach der Konfirmation, 3. wegen viel zu starker Vernachlässigung der Konfirmierten seitens der Kirche [8]). Man schlug darum vor, das Bekenntnis aufzufassen und zu fordern nur als „öffentliche Bezeugung der Kenntnis und des Verständnisses der christlichen Heilswahrheiten" und im übrigen die lange geforderte Trennung von Konfirmation und Abendmahl durchzuführen, wobei besonders die Zwanglosigkeit der Beteiligung an beiden verlangt wurde. Zeigen so die einzelnen Ausführungen schon stark jugendpsychologische Argumente, so gilt das noch besonders von Beiträgen aus Pfarrerkreisen. Ehlers betont (a. a. O. S. 124 ff.): „Die Teilnahme der erwachsenen Mädchen am kirchlichen Leben ist eine ungleich stärkere und dauerndere als bei den Knaben. Das macht, die Mädchen sind im Alter von

---

[3]) „Konfirmation und Schule" in Zeitschrift f. d. evgl. Rel.-Unt. Jahrgg. IX 2. Heft S. 84 ff.

[4]) a. a. O. Jahrgg. IX Heft 2 S. 84 ff.

[5]) a. a. O. S. 92.

[6]) a. a. O. Jahrgg. X. Heft I S. 5 ff.

[7]) Pfr. Teichmann a. a. O. Jahrgg. X Heft 2 S. 115 ff. S. 121.

[8]) Jahrgg. X S. 149 ff.

vierzehn und fünfzehn Jahren innerlich viel weiter entwickelt als die gleichaltrigen Knaben". Es wird zum ersten Male in der Diskussion der Konfirmationspraxis eine Differenzierung zwischen Knaben und Mädchen zum Ausdruck gebracht. Der Fortschritt besteht vor allem darin, daß die Diskussion von allgemeinen und systematisch-theoretischen Erörterungen allmählich zu speziell psychologisch begründeten und an psychologischen Gesichtspunkten orientierten Auseinandersetzungen übergeht.

Im Jahre 1900 beginnt ein neuer Abschnitt in der Diskussion mit Stöckers Erfurter Thesen zur Konfirmationsfrage[9]). Stöcker sieht die Konfirmation als kirchlich-pädagogischen Akt an, sein Ziel ist die Erziehung zum persönlichen Glauben und zur lebendigen Teilnahme der Konfirmierten am Gemeindeleben. Neben mancherlei dogmatischen Gesichtspunkten zeigt sich in der anknüpfenden Diskussion das Vorherrschen psychologischer Momente. Die 5. These betont stark jugendpsychologische Gesichtspunkte, wenn sie sagt: „Der Erziehung zum persönlichen Glauben ist der moralische Zwang nicht förderlich, daß die Konfirmanden ein Glaubensbekenntnis ablegen müssen, das sie an der Hl. Schrift zu prüfen und deshalb in voller Wahrheit zu leisten bei der geistigen Unruhe unserer Zeit noch weniger als früher imstande sind". Die dauernd auftauchenden Bedenken wegen der „Unwahrhaftigkeit" und des „Zwanges" sind Beweise dafür, daß rein psychologische Erwägungen die oft erstaunlich scharf geführten Federn geleitet haben, sie gipfeln in der Forderung nach Formulierung eines Gelöbnisses, „welches dem intellektuellen und sittlich-religiösen Vermögen junger Menschen von 14 Jahren angemessen ist". Dabei ist allerdings die im ersten Diskussionsheft ausgesprochene Rüge, es sei „Afterweisheit", anzunehmen, daß ein Mensch seinen Glauben an der Hl. Schrift prüfen könne, „wo es sich um Glauben handelt", im Kern als Korrektur des allzu intellektualistisch orientierten Standpunktes berechtigt; das gilt auch von dem Einwande gegen die 6. und 10. These, welche Reife und Bewährung als Voraussetzung für gesegnete Erstkommunion fordern: „Waren die Jünger „reif" und „bewährt" beim ersten Abendmahlsgange?" (Heft I S. 13). Ebenso zeugt die Forderung einer Bibel mit „sinngemäßen Abschnitten mit klaren, undogmatischen Überschriften, Hervorhebung der poetischen Stellen im Druck" als Versuch, den Konfirmierten zu weiterem Wachstum in geistlicher Hinsicht Gelegenheit zu geben, von jugendpsychologischer Erfassung und ihr gemäßem Bemühen zur Lösung des Konfirmationsproblems als eines über den eigentlichen Konfirmationsakt hinausweisenden Problems, das noch nicht mit der — häufig ausgesprochenen — Kritik: Die Konfirmierten werden „von der Kirche viel zu sehr vernachlässigt", gelöst ist. In verstärktem Maße macht sich in den Ausführungen zu den Erfurter Thesen das Bemühen um Gestaltung der Konfirmationspraxis im Sinne der altlutherischen Kirchenordnungen als katechetische Konfirmation geltend, es

---

[9]) Reform der Konfirmationspraxis Berlin 1900 (Heft 11 u. 12 der Hefte der freien kirchlich-sozialen Konferenz S. 5ff.).

wird immer deutlicher die Umbiegung der katechetischen in die mit Verspruch und selbstwilliger Taufbunderneuerung als eine zwar seit Spener eingewurzelte, aber auch historisch als Entartung zu wertende Erscheinung erkannt und auch mit historischen Argumenten bekämpft.

Hatte bisher sich die Diskussion wesentlich mit den für höhere Schüler wichtigen psychologischen Gesichtspunkten beschäftigt, so tauchen nun allmählich auch Äußerungen auf, welche sich auf die psychische Lage der Volksschüler im Konfirmandenalter beziehen. Gerok[10]) weist darauf hin, daß die Konfirmation „in die früheren Jahre gehöre, wo das Herz noch kindlich weich ist, die heißeren Triebe noch schlummern, die Zweifel der Reflexion noch ruhen, die Zerstreuungen der Welt noch ferner liegen". Die Schwierigkeiten, welche die geschlechtliche Entwicklung bereitet, sind hier in der Erörterung zuerst zum Ausdruck gebracht, der Versuch der Früherlegung der Einsegnung zur Umgehung der Nöte und Hindernisse für eine mit Sammlung erlebte Konfirmandenzeit ist seither immer wieder vorgeschlagen worden. Blau weist in seiner praktischen Seelsorge[11]) darauf hin, daß die Volksschüler vor ihrer Schulentlassung stehen und gleich den meist vor wichtigen Versetzungen stehenden höheren Schülern daher in Gefahr sind, „daß gerade das letzte Quartal mit allerhand Nebeninteressen belastet ist", von denen P. Topp in Heft 2 der Aussprache über die Erfurter Thesen für die Lage des höheren Schülers aus eigenen Erlebnissen bezeugt (S. 72): „Mit erwecktem Gewissen mußte ich ohne Rast und Ruhe mich wieder hineinstürzen in die Anforderungen der Schule ... jene unausgetragenen Seelenkämpfe ließen tiefe Spuren zurück und hinderten des Glaubens frohe Kraft". — Julius Böhmer deutete schon 1901 in seinem Buche „Ländlicher Konfirmandenunterricht"[12]) den Unterschied zwischen städtischen und ländlichen Konfirmanden an. In neuerer Zeit finden wir den gleichen Hinweis und psychologische Bemerkungen bei Lorenz[13]). —

Im Laufe der Diskussion wurde immer deutlicher erkannt, daß die Konfirmationspraxis einen Fragenkomplex darstelle, der von psychologisch orientierter Grundstellung angegriffen werden muß. Die entscheidende Hilfe für die seelenkundliche Fundamentierung brachte Dietrich Vorwerks „Kinderseelenkunde. Eine Einführung in ihr Studium und Nachweis ihrer Bedeutung als Grundlage des Konfirmandenunterrichts"[14]). Offensichtlich legt Vorwerk allen Nachdruck auf die der Konfirmation vorangehende Unterweisung und hat mit seinen überaus gründlichen psychologischen Hinweisen ausgezeichnetes Material geschaffen. Zur Frage der Konfirmationspraxis

[10]) Karl Gerok, Jugenderinnerungen. Bielefeld 1898 S. 153f.

[11]) Blau, Praktische Seelsorge. Hamburg 1912 S. 18.

[12]) Zitiert nach Dittmer, Evangelischer Konfirmandenunterricht. Göttingen 1929 S. 53.

[13]) Ottomar Lorenz, Der Konfirmandenunterricht. Göttingen 2. Auflage 1911 S. 65.

[14]) Schwerin 1911.

schreibt er (S. 129): „Die Konfirmationspraxis ist im wesentlichen reformiert, wenn wir den Konfirmandenunterricht reformieren. Es bedarf nicht eines späteren Konfirmationsalters, es bedarf nicht einer Abschaffung des Apostolischen Glaubensbekenntnisses und des Gelübdes. Wenn der Sinn von dem allen den Kindern in kindlicher Weise ohne unpsychologische Übertreibung ans Herz gelegt wird, wenn sie gelehrt werden, daß Konfirmation nicht das Ende, sondern der Anfang der rechten Zugehörigkeit zu der Gemeinde ist, daß sie in das Glaubensbekenntnis, dessen Inhalt sie jetzt erst ahnen, hineinwachsen müssen, daß das Gelübde der erste Schritt auf dem Wege der selbständigen Nachfolge Christi ist, dem auch Rückschritte und Straucheltritte folgen werden, dann ist die Konfirmationspraxis reformiert, vorausgesetzt, daß ein herzandringender, auf Seelenkunde aufgebauter Unterricht auch sonst die rechte Vorbereitung gibt, die zu dem gekreuzigten und auferstandenen Heiland hinführt. Eine kindlichere und verständlichere Fassung der Gelübdefragen wäre allerdings für manche Landeskirche, z. B. für die preußische, zu wünschen". Erstaunlich mutet allerdings Vorwerks Behauptung an, daß mit psychologisch geschultem Unterricht schon die Fragen des Problems der Konfirmationspraxis gelöst seien. Auf jeden Fall bedeutet aber das Werk einen wichtigen Schritt in der Diskussion insofern, als es die Linien aufzeigt, welche in die Kindesreligiosität zurückführen, ein Gebiet der Seelenkunde, das zwar in den letzten Jahren ziemlich eifrig erforscht war, dessen Einzelergebnisse aber der Verbindung und Ausnutzung für die Konfirmandenerziehung noch harrten.

Die jüngere und jüngste Entwicklung der Konfirmationsfrage vermochte keine wesentlich neuen Gesichtspunkte herauszuarbeiten. Le Seur versucht in seiner Schrift „Die Meisterfrage beim Aufbau der evangelischen Kirche" (Berlin 1924) einen Weg zur Besserung mit dem Vorschlage: Der Konfirmandenunterricht „ließe sich ergänzen und vertiefen, wenn vor jeder Konfirmation der Pastor seine Kinder in der Stille hätte". Er betont: das Ziel der religiösen Unterweisung muß klar stehen, „es darf nicht höher gesteckt werden, als der gute Wille eines Kindes zu reichen vermag". Wichtig ist hier die stärkere Berücksichtigung des „Durchschnitts" in der Betrachtung der Konfirmanden und in der Festlegung der Forderungen an die Konfirmation, wie auch an die Kinder. Die älteren Auseinandersetzungen hatten sich im wesentlichen von solchen konkreten — und zweifellos auch sehr schwierigen — Versuchen, eine allgemeine psychologische Grundlage zu finden, ferngehalten und ihre Thesen auf eine mehr oder weniger spezielle und verallgemeinernde Erfahrung bzw. auf ein nicht allseitig erfaßtes und gezeichnetes Bild festgelegt. Freilich dämmert die hier vorliegende Aufgabe in der Literatur erst auf und hat noch keine entscheidenden Einflüsse ausgeübt, sonst wäre manches Hin und Her in der Diskussion vermieden.

Eine in der Monatsschrift für Pastoraltheologie Heft 3 — 1926 abgedruckte Reihe von Beiträgen zur Konfirmationsfrage zeigt im Grunde nur die verschiedenen Seiten, von welchen aus die Frage angegriffen werden kann: Schöll betont die historische Konsequenz in der Forderung der Hervorhebung der kirchlichen Abzweckung der Konfirmation entsprechend der althessischen und bucerischen Kirchenordnung und außerdem die jugendpsychologische Konsequenz in der Mahnung zu möglichst kindesgemäßer Auffassung von Bekenntnis und Gelübde. — Mehl will die Herabsetzung des Konfirmationsalters mit der schon von Gerok gegebenen Begründung: „relativer Unschuldigkeit der Mehrzahl" infolge unentwickelter Pubertät. Sein Vorschlag für die Pflege der Konfirmierten lautet: Zwei Jahre nach der Konfirmation eine bis zwei Stunden wöchentlich Unterricht in kirchlichen Fragen, vierteljährliche Prüfungen, tägliche Gottesdienste, ein liturgischer Konfirmiertenchor, Einführung der Privatbeichte. Die hochkirchlichen Tendenzen sind hier unverkennbar, der Artikel ist als interessanter Versuch, von ihnen aus der Konfirmationsnot als einer Konfirmiertennot abzuhelfen, zu werten; jugendpsychologisch richtig scheint an ihm die Auswertung mystischer und liturgischer Neigungen eines Teils der Jugendlichen aus der Jugendbewegung zu sein, dem allerdings der Schulbetrieb mit den bisher noch nirgends geforderten Prüfungen von vornherein unsympathisch sein dürfte, abgesehen von der reichlich katholischen Bindung in der Jugendführung.

Beachtenswerte Bemerkungen in der Linie, welche Mehl mit seinen liturgischen Versuchen andeutet, macht Stählin in einem Aufsatz „Was heißt evangelische Jugendführung?" (Evang. Jugendführung Heft I 1929 S. 8), er schreibt: „Der Zusammenhang zwischen dem Evangelium und gleichnishafter Verkündigung fordert heute im besonderen Maße die Aufmerksamkeit jedes Erziehers. Nur in solchem Gleichnis ist der Gegensatz zwischen einem sinnlosen Realismus und einem unwirklichen Idealismus in einem gläubigen Realismus überwunden ... Er wird sich dafür verantwortlich fühlen, daß das Leben seiner jungen Freunde eingebettet wird in wahrhaft bindende und verpflichtende Gemeinschaft, in ernsthafte Sitte, er wird zu schätzen wissen, was eine wirklich sinnvolle Feier mit all ihren Symbolen und vor allem, was das Dasein einer lebendigen Gemeinde mit ihrer Verbundenheit und ihrem gegenseitigen Dienst für den jungen Menschen bedeutet. Hier wurzelt die ganze Wichtigkeit, die wir den jugendlichen Gemeinschaftsformen, der Gruppe, dem Bund, der Jugendgemeinde beimessen. Wenn junge Menschen nicht die Möglichkeit haben, an solchem Orte sich in konkrete Ordnung um der Wahrheit willen zu beugen, und ständig selbst um Verwirklichung zu ringen, dann bleibt allzuleicht das Ganze in der Sphäre des rein Gedanklichen und verliert seine verpflichtende Macht". Ein bedeutender Führer der Jugend und Forscher auf dem jugendpsychologischen Gebiete hat hier seine Erfahrungen zum Ausdruck gebracht und in ihnen einen positiven Beitrag aus den Reihen der Jugendbewegung zur Frage der Konfirmationspraxis geliefert. Er hat auf eine wichtige Aufgabe der Kirche an der konfirmierten Jugend und — mehr noch — auf einen Weg zur Auswertung psychologischer Erkenntnisse dieser Art hingewiesen.

Der Gang der Erörterung unseres Problems wird durch die Ausführungen Stanges beeinflußt, mit welchen er im Oktoberheft des Jahrgangs 1926 der Pastoralblätter in die Debatte eingriff. Er bezeichnet dort[15]) das eigentliche Wesen der Konfirmationsnot in der Gegenwart mit dem Satze: „Der Zwang der herrschenden Konfirmationssitte führt dazu, daß die Kirche eine Handlung vornimmt, für die die Kinder in ihrer weitaus überwiegenden Mehrzahl aufgrund des gegenwärtigen Zustandes der christlichen Erziehung nicht reif sind". St. denkt dabei an die Gesamtlage des gegenwärtigen Geisteslebens, insbesondere auch in den Massen der Industriebevölkerung. Sein wichtigster Satz zu unserer Frage heißt[16]): „Das entscheidende Faktum ist, daß es nicht um einzelne Abtrünnige geht, sondern um eine Massenerscheinung. Es handelt sich bei der Konfirmationsnot um eine relative Not, d. h. sie ist grundsätzlich gesehen aus dem Wesen der Gemeinde heraus zu allen Zeiten da und muß getragen werden, hat aber unter dem Einfluß der modernen Kulturentwicklung heute weithin einen unerträglichen Charakter angenommen".

Damit ist der Nachdruck auf eine zwar von vornherein in der Diskussion erwähnte, aber bisher nicht genügend beachtete Seite gelegt, auf die Bedeutung der psychischen Gesamtlage und die Notwendigkeit ihrer Berücksichtigung, und damit eine neue schwer zu lösende Aufgabe gestellt. In seiner Schrift „Volkskirche als Organismus"[17]) tritt er dann für ein Heraufrücken der „eigentlichen Konfirmation" in ein höheres Alter ein, er will sie als rein freiwilligen Akt von der volkskirchlichen Massenübung lösen. Die Erteilung der kirchlichen Rechte behält er der späteren Konfirmation als Aufnahmeakt in den engeren, verantwortlichen Kreis der volkskirchlichen Gemeinde vor.

Heinr. Rendtorff sagt wohl nicht mit Unrecht: Dieser Gedanke „ist so neuartig, daß man es nicht Konfirmation nennen und nicht durch Übernahme von aus der Konfirmation stammenden Formen belasten soll"[18]). Er selbst hat in der Schrift „Konfirmation und Kirche"[19]) Stellung genommen. Für ihn ist der Ansatzpunkt „die bis zuende gedachte Besinnung auf den Zusammenhang zwischen Konfirmation und Kirche"[20]). Er sieht die Konfirmationsfrage „eingebettet in den großen Zusammenhang der Kirchenfrage überhaupt". R's. Anwendung der geschichtlichen Darlegungen gipfelt in dem Satze, daß die lutherische Konfirmationshandlung Wortverkündigung sein muß. „Das Hauptgewicht fällt auf den Konfirmandenunterricht. — Lehre ist der Inhalt des Konfirmandenunterrichts, werbendes Zeugnis seine Methode"[21]). Er folgert ferner: „Die lutherische Konfirmation muß getragen

---

15) Seite 6.
16) Seite 7.
17) Dresden 1928 S. 50.
18) „Konfirmation und Kirche" S. 45.
19) Dresden — Ungelenk. 1928.
20) a. a. O. S. 49.
21) a. a. O. S. 36 f.

sein von dem Glauben an die Gemeinde der Heiligen"[22]) und „die Konfirmation ist so zu gestalten, daß sie der organischen Gliederung der Kirche dienen kann"[23]). Sie soll katechetische Konfirmation sein.

Stange charakterisiert in Heft 12 Jahrg. 70 der Pastoralblätter die zwischen ihm und Rendtorff liegende Meinungsverschiedenheit dahin, daß ihm „der Begriff der Konfirmation einschließlich des Versprechens und unter Abweisung der pietistischen und rationalistischen Verbildungen gut reformatorisch zu sein scheint, sodaß dieser Akt als solcher auch heute noch beizubehalten und nur im Hinblick auf die heute ungenügende Reife der Jugend als Handlung wirklicher Freiwilligkeit auf ein späteres Lebensalter zu verschieben sei, während D. Rendtorff seinerseits wesentliche Bestandteile der Konfirmationshandlung schon in der Reformation als eine Mißbildung empfindet und sie deshalb nur in gereinigter Form als Wortverkündigung beibehalten wissen will"[24]). Prof. Dr. Karl Thieme tritt in Heft 3 — 1928 der Pastoralblätter[25]) der Stangeschen Auffassung gegen Rendtorff bei, er hält die Einführung des Gelübdes in die Konfirmation nicht für unlutherisch.

In die Forderung einer doppelten Feier, wie Rendtorff und Stange sie vor Augen haben, stimmt auch Prof. Cordier in den beiden Schriften „Not und Verheißung"[26]) und „Evangelische Gemeindejugendarbeit"[27]) ein. Er geht aus von dem Satze: „Das letzte Wort zur Konfirmationspraxis kann weder das Kirchenrecht noch die kirchliche Sitte haben, sondern formal nur die Relegionspädagogik und material die Schrift"[28]). In gleichem Sinne äußerte sich auch K. B. Ritter in einem Vortrage auf der Jungevangelischen Tagung in Marburg. — Cordier spricht den wohl bisher nur andeutungsweise erhobenen Einwand aus: „Von der Schrift aus muß jedenfalls der Gedanke abgelehnt werden, mit einer sakramentalen Feier kirchenrechtliche Qualitäten zu verbinden"[29]). Die erste Feier als Abschluß der Kindheit bleibt bei Cordier — entgegen anderen Befürwortern der doppelten Feier — mit den kirchenrechtlichen Qualitäten verbunden. „Auf dem Höhepunkt jugendlicher Entwicklung, wenn der junge Mensch sich seine neue Frömmigkeit aufbaut, stehe die freiwillige zweite Feier, der Abendmahlsgang mit der Gemeinde. Ihm gehe ein kurzer freiwilliger Vorbereitungsunterricht durch den Gemeindepfarrer voraus"[30]). Die erste Abendmahlsfeier als Mittelpunkt oder Ausdrucksform erwachter Jugendfrömmigkeit wird nach

---

22) a. a. O. S. 42.

23) a. a. O. S. 42.

24) a. a. O. S. 676.

25) „Konfirmation und Glaube" S. 136 ff. Später in „Der wahre lutherische Konfirmationsbegriff. Eine Warnung." Gießen 1931.

26) Schwerin 1927. Artikel „Die Konfirmationsnot der Gegenwart in geschichtskritischer und religionspädagogischer Beleuchtung."

27) Schwerin 1927. S. 16.

28) Not und Verh. S. 61.

29) Not und Verh. S. 61.

30) Not und Verh. S. 62.

Cordiers Meinung „dazu beitragen können, erwachte jugendliche Religiosität in kirchliche Bahnen zu weisen“ [31]). Cordier weist dann auf einen in anderem Zusammenhange mehrfach erwogenen Gedanken hin, wenn er schreibt: „Vielleicht besinnt sich die Kirche bei der geplanten Reform der Konfirmationspraxis auf den Gedanken der Jugendgemeinde“ [32]).

Einen stark auf die seelsorgerliche Seite weisenden Vorschlag macht schließlich Pfr. Dr. Kertz in Heft 8 der Pastoralblätter 1929 (S. 477): Die eigentliche Einsegnung, nämlich der Fürbitteakt der Gemeinde, der durch die Handauflegung des Pfarrers zum Ausdruck kommt, wird viel deutlicher, wenn jeder Konfirmand einzeln zum Pfarrer geht, der „dann ... für das Kind betet und ihm segnend die Hand auflegt“. Also die eigentliche Konfirmationsfeier mit gruppenweiser öffentlicher Einsegnung sollte fortfallen. Somit würden alle sakramental-magischen Vorstellungen sehr stark eingeschränkt, und der auch allmählich immer schlimmer werdende Unfug der häuslichen Konfirmationsfeier in vielen Fällen abgeschnitten. Sicher ein sehr radikaler Lösungsversuch für die Schwierigkeiten unserer heutigen Konfirmationsfeier, welcher mindestens der sakramental-magischen Vorstellung nicht abhelfen würde! —

Die jüngste Frucht der Diskussion über unser Problem bietet die Abhandlung von Eger in der 2. Auflage der R. G. G. [33]). Eger begründet die zeitliche Lage der Konfirmationsfeier an der Schwelle von Kindheit und Jugendalter mit dem volkskirchlichen Charakter der Konfirmation und mit „inneren“ Gründen, d. h. psychologischen Gesichtspunkten. Er nimmt den häufiger in der Diskussion begegnenden Gedanken auf, daß „die eigentliche Jugendgärung mit ihren innerlich zerspaltenden und hin und her werfenden Momenten noch nicht eingetreten“ ist, „so daß den Kindern der von ihnen erreichte Gesamteindruck evangelischen Glaubens und evangelischen Christentums als gewichtiges Moment in ihre Jugendentwicklung mit hinein gegeben werden kann“ [34]). Die Postulierung eines „Gesamteindruckes“ zeigt eine bedeutsame Beeinflussung der Auseinandersetzung über die innere Befähigung, die sogenannte Reife der Konfirmanden: sie wird nicht an der Feststellung einzelner religiöser Äußerungen und dem Verständnis für bestimmte Termini gemessen, sondern geht von der Voraussetzung aus, daß „die Kinder mit 14 bis 15 Jahren genügend entwickelt“ sind, um einen „Gesamteindruck dessen in sich aufzunehmen, was evang. Glaube... für sie bedeutet“. Man wird über die Feststellungen hinsichtlich des Eintritts der Gärung anderer Meinung sein können und auch betr. der Feststellung Egers über das Vorhandensein eines „Gesamteindrucks“, d. h. doch der Befähigung zur rechten Wertung, und zu der in den folgenden Entwicklungskämpfen entscheidend eingesetzten

[31]) Not und Verh. S. 63.

[32]) Jugend und Gemeinde S. 16.

[33]) Die Religion in Geschichte und Gegenwart 2. Bd. III. Tübingen 1929. Spalte 1196.

[34]) R. G. G.² III. Spalte 1196; dort auch die folgenden Zitate.

Unterstützung des religiösen Besitzes wird der Psychologe auf Grund der Beobachtung des jahrelang dauernden Ringens mit nichtreligiösen Wertgebieten und der gleichzeitig allgemein zu beobachtenden Abwendung vom religiösen Gebiet schwerwiegende Bedenken anmelden müssen. Jednfalls sind hier psychologische Gesichtspunkte in der Debatte geltend gemacht; das wird noch deutlicher, wenn Eger die Konfirmationsfeier „auf das abstellen" will, „was in dieser Stunde in ihrer (der Konfirmanden) Seele lebendig und mächtig ist". Das versucht Eger, indem er „bei der Konfirmation das Bewußtsein der Mitverantwortlichkeit der heranwachsenden jungen Christen für ihr weiteres religiös-sittliches Wachsen und Werden durch Inanspruchnahme eigener liturgischer Betätigung in Bekenntnis und Versprechen eindrücklichst wachzurufen" versucht. Das Apostolikum „als das uralte Taufsymbol der Christenheit" wird „vom Konfirmator oder einem Kinde aufgesagt", ist also nicht persönliches Bekenntnis der Kinder. Die Konfirmationsfrage heißt: „Bekennt ihr euch mit uns zur Gemeinschaft am Evangelium, wie ihr es empfangen und verstanden habt?" — Die Kinder geben keine „bestimmten Zusagen über einzelne kirchliche Betätigungen". Es steht hier nicht die Tauglichkeit der Vorschläge zur Erörterung — sie läßt sich stark bezweifeln[35] —, sondern für unsere Fragestellung ist die Berücksichtigung der aus psychologischen Erwägungen erwachsenen Erkenntnis der relativen religiösen Reife für den Fortgang der Erörterung des Problems der Konf.-praxis wichtig. Die kurz angedeuteten Bedenken weisen auch darauf hin, daß die psychologischen Grundlagen noch wesentlich stärker herausgearbeitet werden müssen, um das Konfirmationsproblem wirklich an seiner psychologischen Wurzel zu erfassen.

Wir haben damit den Überblick über die geschichtliche Entwicklung der Frage der Konfirmationspraxis beendet. Die Aufgabe des nächsten Abschnittes ist es, aus der Fülle der Stimmen herauszuhören, was sie für die Erörterung der Frage vom Standpunkt der Jugendpsychologie zu sagen haben.

§ 2. Ergebnisse der geschichtlichen Entwicklung.

Als das grundlegende und einheitlich ausgesprochene Ergebnis aller Stimmen zur Konfirmationsfrage ist deutlich vernehmbar die Erkenntnis der „religiösen Unreife" der Konfirmanden. Das ist für die Möglichkeit eines neuen Aufbruches ungemein wichtig, da gerade die allgemein verbreitete Auffassung der „Mündigkeit" der Konfirmierten als theoretische Grundlage für

[35]) Von theologisch-systematischer Seite her meldet G. Merz in seiner Schrift „Kirchliche Verkündigung u. moderne Bildung" (München 1931 S. 10f.). Bedenken gegen die Postulierung einer „Reife" an. Seine von der Besinnung auf die Reformatoren herstammende Ablehnung der gegenwärtigen Konfirmationspraxis entspricht der Ablehnung einer „Reife" aus psychologischen Gesichtspunkten. Jedenfalls ist er auch in seiner Richtung folgerichtiger als Eger fortgeschritten, wenn er die Konfirmation nur als „Akt der Fürbitte" seitens der Gemeinde ansieht.

die Konfirmationspraxis diente. Die Aufgabe liegt nach Ausweis der Entwicklung der Diskussion nicht darin, darüber zu streiten, ob die „Reife" früher oder später eintritt. Der Begriff der religiösen Reife ist ein durchaus relativer als Maßstab sowohl für das Individuum als auch für die religiöse Wertung. Die Erörterungen machen vielfach den Eindruck, als ob die Maßstäbe für Erwachsene auf die kindliche Frömmigkeitsentwicklung angewandt wurden. Es liegt vielmehr in der Konsequenz der Entwicklung, daß die Erörterung der Konfirmationspraxis in Zukunft ihre Maßstäbe zur Beurteilung ihrer Bedeutung und zur Erörterung neuer Abhilfeversuche der jugendpsychologischen Beobachtung entnehmen muß, um die Frage sine ira et studio betrachten zu können.

Dazu gehört die Herauslösung des jugendpsychologischen Gesichtspunktes aus dem großen Komplex anderer Fragen kirchenrechtlicher, geschichtlicher, dogmatischer und ethischer Natur, die mit Recht alle in der Diskussion aufgeworfen sind. Es ist nicht so, wie neueste Äußerungen es darstellen, daß schon zuviel von psychologischen Erwägungen her vorgegangen sei, sondern vielmehr so, daß noch sehr viele Vorbereitungen in dieser Stellung getroffen werden müssen, um von hier aus zum Angriff auf der ganzen Linie vorgehen zu können. Damit ist deutlich ausgesprochen, daß es sich nicht um eine Verabsolutierung der jugendpsychologischen Seite des Konfirmationsproblems zu d e m Problem handeln kann, sondern daß gleichsam eine der wichtigsten Stellungen in großer Front ausgebaut werden muß und darum das besondere Augenmerk verlangt. Ohne Zweifel darf dabei nicht die Fühlung mit den anderen Ausgangspunkten verloren gehen.

Einen weiteren wichtigen Fingerzeig entnehmen wir der Diskussion aus den Hinweisen auf die jeweils gegebenen Hemmungen und Förderungen, welche die Umwelt und Zeitlage den Konfirmanden bietet. Sie zeigen uns die Aufgabe, uns um ein möglichst scharf umrissenes Bild der Gesamtlage zu bemühen hinsichtlich der geistigen, sittlichen, religiösen und kirchlichen Situation, welche der Konfirmand vorfindet.

Zu der Berücksichtigung der einflußreichen allgemeingültigen Faktoren hat dann die Beachtung der Auswirkungen der verschiedenen geistigen Durchbildung und weltanschaulichen Beeinflussung zu treten. An diesem Punkte hat man bei vielen früheren Äußerungen den Eindruck, daß sie sehr stark einseitig sind, indem sie nur eine bestimmte und zwar die nur höchstens $^1/_5$ der Gesamtzahl der Konfirmanden umfassende Bildungsschicht im Auge haben, meist die der höheren Schüler, auch hier wesentlich nur im Hinblick auf die unterrichtliche Beeinflussung ohne Berücksichtigung der Umwelt der Kinder.

Einen wertvollen Beitrag für die psychologische Erforschung der inneren Einstellung zur Konfirmationspraxis hat bisher die Heranziehung biographischer und tagebuchförmiger Bekenntnisse geboten. Ohne an ihnen in Zukunft vorübergehen zu wollen und zu dürfen, muß sich die weitere Arbeit am Problem von einer Überschätzung der genannten Literatur fernhalten bzw. freimachen, in der Erkenntnis, daß es sich im allgemeinen um stark reflektierte Erinnerungsbilder handelt und daß in vielen, ja wohl den meisten Fällen, Persönlichkeiten von ganz bestimmter Prägung zu Worte kommen. Es gilt, ein möglichst allgemein für einen gewissen „Durchschnitt" geltendes Bild zu erarbeiten. Das ist zweifellos außerordentlich schwierig, da die Gefahr der Typisierung und Schablonisierung sehr groß ist; aber nur, wenn hier Schritte gewagt werden, besteht Aussicht auf ein Herauskommen der Diskussion des Konfirmationsproblems aus der Abhängigkeit von zufälligen, individuellen und darum letztlich schiefen Bildern und Urteilen im Blick aufs Ganze, welche schwanken zwischen einer völligen Verdammung unserer gegenwärtigen Praxis und einer Heilmethode, die hier und da Pflästerchen auflegen möchte, ohne an das Grundübel heranzugehen.

Einzelne Stimmen haben im Gang der Erörterungen darauf hingewiesen, daß ein Unterschied besteht zwischen der religiösen Erlebnisfähigkeit der männlichen und der weiblichen Konfirmanden, aber bisher ist dieser Tatsache keine merkliche Bedeutung beigemessen worden. Hier hat die Untersuchung vom jugendpsychologischen Standpunkte aus einzusetzen und allenthalben Ähnlichkeit und Verschiedenheit der Geschlechter herauszustellen.

§ 3. Die Aufgabe.

Wenn wir die Konfirmationspraxis und ihre Nöte vom Standpunkte der Jugendpsychologie aus untersuchen wollen, so können wir uns nicht mit einer Darstellung der Hemmnisse und Förderungen, welche gerade das Konfirmandenalter bietet, begnügen, sondern sehen uns hineingestellt in eine Entwicklungslinie, welche sowohl rückwärts in das Kindesalter als auch vorwärts in das Jugendalter weist. Wir sehen uns zunächst vor die Aufgabe gestellt, die Fäden, welche an dem einen Punkte, dem Konfirmandenalter und der Konfirmation, zu einem schier unlösbaren Knoten zusammenlaufen, möglichst weit zurück zu verfolgen, um die Entwicklungslinien zu erkennen und den Erkenntnissen entsprechend die Folgerungen für die Aufgaben an dem Konfirmandenalter und für die der jugendlichen religiösen Entwicklung gemäße Konfirmationsfeier zu ziehen. Damit ist der erste Teil unserer Aufgabe gekennzeichnet: Wir haben die Entwicklung der religiösen Anlagen im Kindesalter zu verfolgen.

Dazu kommt der zweite Teil, er besteht in der Beobachtung der Vorgänge, welche dem Konfirmandenalter sein besonderes Gepräge geben.

Die Konfirmation bedeutet zwar nach alten und neuesten Äußerungen und Anschauungen einen mehr oder weniger betonten Abschluß, aber schon die in den Erörterungen immer wiederkehrende Frage: wieweit sind die Konfirmanden wirklich in der Lage, den ihnen ausgesprochen oder unausgesprochen auferlegten Forderungen und Bekräftigungen zu entsprechen, zeigt deutlich, daß es einer gründlichen Klarstellung dessen, was die psychologische Erforschung des Jugendalters uns lehrt, bedarf, um nicht erbitternde und niederschmetternde Enttäuschungen erleben zu müssen, bzw. um unbillige, weil dem jugendlichen Gemüt und Willen nicht gerecht werdende, Ansprüche zu vermeiden. So liegt die Aufgabe einer Untersuchung der Konfirmationspraxis für uns über die eigentliche Konfirmationszeit hinaus in der Feststellung der hauptsächlichsten Linien der religiösen Entwicklung im Jugendalter in einem dritten Teile.

Ein vierter Teil unserer Arbeit hat dann die gewonnenen Ergebnisse für die Frage nach der jugendgemäßen Gestaltung der Konfirmationspraxis auszuwerten.

§ 4. Die Arbeitsweise.

Die Betrachtung der Konfirmationspraxis von jugendpsychologischen Gesichtspunkten aus verlangt eine genaue Feststellung des Gesichtswinkels, unter welchem wir unsere Ermittlungen auf dem weiten Felde der Jugendpsychologie anstellen wollen. In erster Linie müssen wir einen geschichtlichen Überblick über die Linien psychologischer Beobachtung der jugendlichen Entwicklung gewinnen. Es kann hier nicht versucht werden, den Gang der psychologischen Forschung von Anfang an klarzulegen, sondern es gilt, die wesentlichen Etappen zu kennzeichnen. Für die Beobachtung der religiösen Entwicklung hat Starbuck ohne Zweifel bahnbrechend gewirkt[36]), aber seine Methode hat den großen Mangel, daß sie die religiösen Vorgänge mechanisiert und damit an den feinsten Nerv des religiösen Lebens nicht herankommt. Seine Methode hat zwar viele Nachfolger auch in Deutschland gefunden, aber bei ihnen wird erst recht deutlich, daß auf diesem Wege dem Phänomen der religiösen Entwicklung nicht beizukommen ist, weil gerade die Entwicklung des Jugendalters sich nicht in bestimmte Schemen und Rubriken einzwängen läßt. Diese Erkenntnis führte zwar zur Abwendung von Starbuckschen Methoden, aber die deutsche Religionspsychologie suchte in der Folgezeit nicht nach neuen Bahnen, sondern bog vor dem Labyrinth der Jugendentwicklung, das nur Schritt um Schritt zu durchdringen ist, ab zur desto eifriger betriebenen seelenkundlichen Erforschung der religiösen Entwicklung des Kindes. Das Kennzeichen der Forschung war und blieb auch ein atomistischer Grundzug, der für die psychologische Erfassung des besonders im Kindesalter und auch darüber hinaus universal gerichteten religiösen Werdens mehr Hindernis als Förderung bedeutete. Da war es in der Tat eine „kopernikanische Wendung“ in der wissenschaftlichen Einstellung der Psychologie (Aloys Fischer), als die Strukturpsychologie in den Arbeiten von Spranger[37]), Hoffmann[38]), Bühler[39]) und Tumlirz[40]) sich Bahn brach mit der Erkenntnis, daß es Aufgabe der seelenkundlichen Forschung ist, nicht nur einzelne Faktoren eines isolierten Lebensgebietes herauszustellen, sondern die gesamte

---

[36]) Die Religionspsychologie. Leipzig 1909.

[37]) Psychologie des Jugendalters. Leipzig 1924.

[38]) W. Hoffmann, Die Reifezeit, Probleme der Entwicklungspsychologie und Sozialpädagogik. Leipzig 1922.

[39]) Charlotte Bühler, Das Seelenleben der Jugendlichen. Jena 1923.

[40]) Otto Tumlirz, Die Reifejahre I. II. Leipzig 1924.

2*

psychische Struktur des Menschen in ihren inneren Beziehungen zu erforschen. Bedeutsame Ansätze hatte die Erforschung von äußeren Bedingtheiten durch Umgebung, Bildung u. ä. und die Darstellung bestimmter Typen, z. B. des Realschülers, Landmädchens gebracht, die Strukturpsychologie hat die Früchte solcher Vorarbeiten nutzen können.

Allen Arbeiten aus der strukturpsychologischen Schule haftet aber hinsichtlich der Darstellung religiöser Entwicklung ein großer Mangel an. Ist schon jede strukturpsychologische Betrachtungsweise an sich nur fruchtbar, wenn sie aus stärkstem Einfühlungswillen erwächst und eine starke Kongenialität in sich trägt, so gilt das in hervorragendem Maße von der religionspsychologischen Arbeit. Das ist aber der unleugbare Mangel aller dieser Veröffentlichungen, daß sie die religiöse Seite nicht hinreichend in dem Gesamtaufbau berücksichtigen. Das Buch von Eichele „Die religiöse Entwicklung im Jugendalter"[41]) gibt die notwendige Ergänzung durch eine überaus wertvolle Gesamtschau auf strukturpsychologischer Grundlage und in organischer Ausdeutung des „zugleich und teleologisch wirkenden Sinnzusammenhanges"[42]) der religiösen Entwicklung mit dem übrigen Werden. Eichele arbeitet die Stellung des Jugendlichen zu den verschiedenen Wertgebieten des menschlichen Lebens bei den verschieden bedingten religiösen Charaktereigenschaften und Umgebungen der Jugendlichen heraus. Seine Aufgabe sieht er darin, „die religiöse Entwicklung zu untersuchen einerseits in ihrer Stellung innerhalb des gesamten Entwicklungsprozesses der Reifezeit und andererseits in ihrer Bedeutung für die Frömmigkeit des späteren Lebens"[43]). Eichele sieht also auch für die psychologische Erforschung des Jugendalters die Einbeziehung der religiösen Entwicklung im Kindesalter, wie wir sie auf Grund der einleitenden geschichtlichen Erörterungen über die Entwicklung des Problems in § 3 postulierten, als nötig an und widmet in seinem Buche einige Abschnitte ihrer Darstellung. Auch darin geht unsere Arbeitsweise mit der Eicheles konform, daß wir mit der Erörterung des Konfirmationsproblems uns vor die teleologische Aufgabe gestellt sehen, die Hauptlinien der religiösen Entwicklung im Jugendalter zu verfolgen, bis sie zu einer relativ konstanten Frömmigkeit führen.

Die neue, *spezielle* Aufgabe unserer Arbeit besteht darin, aus dem Einzelnen, Typischen wie Individuellen Grundzüge herauszuarbeiten, welche die Hemmungen und die Förderungen erkennen lassen, die die jugendliche Entwicklung der heutigen Konfirmationspraxis bietet.

Das Material für unsere Beobachtungen gewinnen wir einmal aus den bisher geübten Experimenten der psychologischen Forschung, der direkten und der indirekten Fragemethode, der Tagebuchaufzeichnungen und der Autobiographien. Dabei muß man sich vollkommen klar sein, daß jede dieser Arten Mängel aufweist. Die direkte Befragung hat stets den Einwand gegen sich,

[41]) Gütersloh, Bertelsmann 1928.

[42]) S. 39.

[43]) S. 39.

daß die Auskünfte vielfach in irgendeiner Weise tendenziös gehalten sind, dabei macht es wenig aus, ob die Antwortenden dem Fragenden zuliebe oder in stiller Opposition, vielleicht gar unbewußt, verstellte Angaben machen. Auch die indirekte Befragung etwa durch Angabe von Stichworten als Themen zur Anregung persönlicher Äußerungen schließt Fehlerquellen offensichtlich in sich, denn es ist dabei mindestens sehr schwer, festzustellen, was persönliche Überzeugung, was Wiedergabe von Erlerntem oder Theoretik ohne persönliche Stellungnahme ist. Wenn man etwa bei den Frageweisen Fragebogen von Ungenannten beantworten läßt und Aufsätze ohne Kenntnis der Verfasser sammelt, so ist ohne weiteres klar, daß das wichtigste Moment bei der Beurteilung, die Kenntnis der Persönlichkeit, fehlt, und daß damit die Wahrscheinlichkeit, manchen Fehlschluß zu tun, sehr groß ist. — Auch die in neuester Zeit viel verwertete Autobiographie bürgt keineswegs für objektiv richtige Darstellung, denn häufig wirkt die Erinnerung stark retuschierend und eine Tendenz schleicht sich durch die im Laufe der Entwicklung veränderte und vielleicht verhärtete Gesamtanschauung sehr leicht ein und verzerrt das Bild. Am wenigsten scheinen Tagebuchaufzeichnungen von den Gefahren falscher Einschätzung bedroht zu sein; aber bei ihrer Verwertung darf man grundsätzlich nicht außer acht lassen, daß sie fast stets von Persönlichkeiten stammen, deren Bildungsniveau über dem der Durchschnittsmenschen liegt, und daß es sich um Personen handelt, welche zur Selbstreflexion neigen. Das Bild ihrer Entwicklung ist daher auch nicht immer objektiv richtig, keinesfalls dürfen die Autobiographien als Maßstab für die Erarbeitung eines Durchschnittsbildes dienen. Die von Spranger[44]) aufgestellte Richtlinie: „Mehr Versenkung in einzelne, vielsagende Fälle, als in eine nur von ferne geschaute Masse" ist an sich gewiß richtig, aber dieser grundlegenden Arbeit muß die aufbauende Arbeit an der Herstellung eines Gesamtbildes folgen. —

Die vorliegende Arbeit verwertet in weitem Umfange die aus den skizzierten experimentellen Methoden erwachsenen Ergebnisse, nachdem sie unter Berücksichtigung der an den Methoden festgestellten Mängel auf ihre Allgemeingültigkeit geprüft sind. Zu den schon erschlossenen Quellen der religionspsychologischen Erkenntnis tritt noch eine neue hinzu, welche der Verfasser aus einer mehr als zehnjährigen systematischen und für alle fraglichen Entwicklungsstufen durchgeführten Beobachtung mit Hilfe der experimentellen Forschung gewonnen und benutzt hat: die aus dem steten vertrauten Umgang mit der Jugend in freiwilligen Gruppierungen und größtenteils ungehemmt durch eine Schranken und Scheu weckende „Autorität" des Amtes gesammelten Erfahrungen, welche weniger forcierten und fixierten Selbstäußerungen entstammen als sorgfältig beachteten und im Zusammenhang mit der Gesamtpersönlichkeit gewerteten spontanen Selbstdarstellungen in Gesprächen wie auch in jeder anderen möglichen Form der ungezwungenen Wesensäußerung. Dabei kann naturgemäß nicht jede Einzeläußerung als

[44]) Psychologie des Jugendalters S. XII.

Beleg quellenmäßig nachgewiesen werden, wie es bei den literarischen Quellen möglich ist, aber es ist wahrscheinlich, daß auf diesem Wege einmal die Fehlerquellen der anderen Methoden vermieden werden und daß zweitens die Herausarbeitung allgemeingültiger jugend- und religionspsychologischer Gesichtspunkte und Grundlinien für die Beurteilung der Konfirmationspraxis gelingt.

I. Teil.

Die Entwicklung der religiösen Anlagen im Kindesalter.

§ 1. Der Umfang der Aufgabe.

E. Spranger sagt in seiner „Psychologie des Jugendalters" (S. 290) von der religiösen Entwicklung des Kindes um das 12. Lebensjahr: „Jetzt erst bricht ein Innenleben auf. Und in dieser Verfassung gehen in den protestantischen Gegenden Deutschlands die jungen Mädchen der Konfirmation entgegen. Die Vorbereitung dazu liegt in einer durchaus geeigneten Zeit. Eine Fülle von Zeugnissen lehrt uns, daß viele der Konfirmanden ihre Einsegnung mit den tiefsten Spannungen erwarten. Sie sind durch und durch religiös bewegt." Wohl kaum ein Konfirmator, der längere Zeit Unterricht erteilt hat, wird diese Ausführungen des bedeutenden Jugendpsychologen aus seinen eigenen Erfahrungen sich restlos zueigen machen. Die literarischen Äußerungen geben Spranger ohne Zweifel recht, aber die stammen von Menschen, die an sich schon ein „Innenleben" aufweisen und daher auch mit Spannung, mit geistigem Interesse dem Konfirmandenunterricht folgen. Die praktischen Erfahrungen widersprechen Spranger durchaus: Die Trägheit und das Nachlassen der religiösen und sittlichen Spannkraft bei den meisten Knaben und Mädchen ist ja gerade das Kreuz des Konfirmandenunterrichts. Dieser Widerspruch zwischen einem aus literarischen Zeugnissen gewonnenen Eindruck und den Ergebnissen praktischer Erfahrung erweist schon die Notwendigkeit eingehender Berücksichtigung der religiösen Entwicklung des Kindesalters. Gen.-Superintendent D. Burgharts Behauptung[45]) „Viel zu wenig durchdacht und beobachtet ist die Vorschwelle der Pubertät", ist bezüglich der religionspsychologischen Beobachtung sehr richtig und die Forderung: „von ihr muß der Konfirmator ausgehen" verdient unbedingte Erfüllung.

Der Umfang der Aufgabe ist nicht mit der Erforschung der religiösen Vorstellungswelt erschöpft, sondern die experimentalpsychologische Arbeit muß auf diesem Gebiete berücksichtigen, daß „man sich leicht über den Stand der religiösen Erkenntnis täuscht, da das Kind über viel mehr Begriffe verfügt, als es Vorstellungen hat"[46]). Es hat einen viel größeren Besitz an religiöser Wirklichkeit, sein Leben ist gleichsam in Religion eingebettet. — Der falschen

[45]) Pastoralbl. 70. Jahrgg. Heft 4 S. 209.

[46]) Heckel, Zur Methodik des evang. Religionsunterrichts. München 1928 S. 46 f.

Auffassung ist der Mangel an wirklich brauchbarer Literatur über das religiöse Werden im Kindesalter zu verdanken. — Darum ist die Entwicklung des Kindes bis zum Konfirmandenalter nach verschiedenen Seiten hin seelenkundlich zu beobachten und das Ergebnis vielfältiger persönlicher Berührung mit Kindern zu verwerten. Wir betrachten zuerst die seelische Entwicklung des Kindes bis etwa zum zwölften Jahre, dann die Weiterentwicklung während des Konfirmandendurchschnittsalters bis etwa zum vierzehnten Jahre. Dabei wenden wir uns der Beobachtung des intellektuellen Heranwachsens, des religiösen Werdens und schließlich des sittlichen Reifens zu. Ein weiterer Abschnitt stellt die besonderen Gesichtspunkte für die sog. proletarischen Kinder dar, der letzte weist die Entwicklungslinien für das Landkind auf.

§ 2. Die intellektuelle Entwicklung.

Gaupp bringt in seiner „Psychologie des Kindes“[47]) die Angaben Schüßlers über die geistige Leistungsfähigkeit des Kindes. Ihnen entnehmen wir folgende Feststellungen: Die Knaben befinden sich in der Entwicklung des Intellektes in einer ununterbrochenen Aufwärtsbewegung bis zum 13. Lebensjahre, dann tritt ein allmähliches, aber stetiges Zurückbleiben der geistigen Entwicklung ein, das etwa bis zum 16. Lebensjahre anhält, die Folgezeit steht dann im Zeichen des jähen Anstieges und der schnellen geistigen Entwicklung bis zum Eintritt ins dritte Jahrzehnt. Die Mädchen erleben durchschnittlich einen längeren Anstieg ihrer intellektuellen Entwicklung, er reicht bis zum 15. Lebensjahr und schreitet besonders schnell vorwärts zwischen dem 8. und 9. Jahre sowie zwischen dem 11. und 12., das Nachlassen der intellektuellen Entwicklung ist vom 15. bis zum 17. Lebensjahre außerordentlich stark; im allgemeinen folgt dann eine schnelle Vorwärtsentwicklung bis zum Anfang der zwanziger Jahre. Die Betrachtung der beiden Entwicklungskurven beweist, daß bis zu dem üblichen Konfirmandenalter bei beiden Geschlechtern eine intellektuelle Aufwärtsbewegung zu verzeichnen ist. Die geistige Gesamthaltung ist bei Knaben und Mädchen durchaus ähnlich und Ch. Bühler[48]) hat Recht: eine erste gründliche Differenzierung der Geschlechter zeigt sich im dritten Lebensjahre, sie schwächt später bis zur Pubertät eher ab und verstärkt sich erst in ihr zu ganzer Deutlichkeit. Die Haltung des Kindes ist bis dahin im allgemeinen rezeptiv und passiv, empfänglich für geistige Nahrung und unkritisch gegenüber dem Gebotenen. Die Entwicklung vom Kollektivum zum Individuum schreitet fort zur Reifung des Subjektes; die Haltung gegenüber der geistigen Materie und ihre Vermittlung ist noch die der Beugung unter Autoritäten. Erst der Jugendliche tritt dem Geistesleben mit der allmählich wachsenden Erkenntnis des Objektiven gegenüber, erst diese Altersstufe ist berufen zum geistigen Ringen

---

[47]) Band 1001 der Sammlung Teubner „Aus Natur und Geisteswelt“ 5. Aufl. S. 179 f.

[48]) Seelenleben des Jugendlichen S. 19.

um Anerkennung des Objektiven aus innerer Überzeugung, zum geistigen Aufbau mit Hilfe des Intellektes, der aus dem Chaos den Kosmos, die geistige Struktur schafft.

§ 3. Die religiöse Entwicklung.

Unter „religiöser" Haltung verstehen wir die Beziehung des ganzen Menschen zu einer objektiven Macht, die außerhalb seines Ichs besteht und innerhalb seines seelischen Lebens in Denken und Handeln entscheidenden Einfluß ausübt. Religion ist Bindung an Gott, beim Kinde wird sie wesentlich autoritativ hergestellt und erhalten, der Jugendliche rüttelt an dieser Kette, je stärker er seines Subjektseins sich bewußt wird, ja er schüttelt sie in vielen Fällen als eine Fessel von sich; der Reifende muß dann die Verbindung mit Gott seinerseits neu knüpfen, auf jeden Fall sie verstärken durch bewußte Frömmigkeit, lebendige „Religiosität", die das ganze Leben unter Gottes Augen stellt und das „Ich" dem „Du" der göttlichen Realität freiwillig unterordnet.

a. Das Wesen der Kindheitsreligion.

Am deutlichsten wird ihr Wesen, wenn wir die Verschiedenheit der religiösen Apperzeption beim Kinde und beim Erwachsenen darstellen. Th. Heckel[49]) zeichnet sie treffend: „Die begrenzte Welt der Kinder ist weit, während die weite Welt der Erwachsenen begrenzt ist; der Maßstab des Kindes ist ein anderer als der der Erwachsenen. Dabei entscheidet, daß trotz des anderen Maßstabes die Wirklichkeit Wirklichkeit ist. Das gilt auch für die Glaubenswirklichkeit. Gott, Engel, Teufel, Tod, Hölle sind keine Schemen, sondern Realitäten; Zorn, Schmerz, Freuden, Leidenschaften sind noch nicht auf eine Partikel menschlichen Seins begrenzt, sondern fahren durch den ganzen Menschen durch. In Verbundenheit mit Gott und im Widerspiel gegen Gott erscheint beim Kinde ganze Geschöpflichkeit... — Was für uns Erwachsene erst der schließenden, folgernden, bedenkenden Nachbesinnung bedarf, das trifft beim Kind eine gleichgesinnte, leidenschaftliche, die ganze Person ergreifende Wirklichkeitstiefe." M. a. W.: Das Wesen der kindlichen Frömmigkeit ist gekennzeichnet durch die Totalität, mit welcher sie den ganzen Menschen erfüllt, während die Religiosität des Erwachsenen durch ihre Relativität bestimmt ist.

Die Untersuchung der kindlichen Frömmigkeit zeigt uns allerdings, daß bei ihr zwar ein Gefühl für die Größe Gottes vorhanden ist, aber noch kein Verständnis für die Erhabenheit Gottes. Die Vorstellung von Gott ist durchaus und fast durchweg anthropomorph; interessante Beweise liefern dafür auf katholischer Seite die Untersuchungen Weigels[50]), die ergaben, daß von 720 befragten Kindern nur 3 Gott als „Auge im Dreieck", 2 als

[49]) Zur Methodik ... S. 64.

[50]) Weigel, Kind und Religion. Paderborn 1914 S. 12.

„Himmel", 2 als „Taube" sich vorstellten. Auch andere Untersuchungen ergaben stets das Gleiche: Die Gottesvorstellung des Kindes ist stark massivsinnlich, bildhaft und mythologisch und die Erwartungen hinsichtlich der Darstellung der Gotteswirklichkeit sind magischer Natur. Das wird besonders deutlich in den Anschauungen des Kindes vom Gebet. Die Erhörung wird gleichgesetzt mit Erfüllung der Wünsche. Die Verbindung mit Gott erscheint meistens als eine mechanische Auslösung der göttlichen Antwort auf den menschlichen Anruf. Der Inhalt der Gebete ist sehr stark egozentrisch bestimmt, oft egoistisch, auf Erlangung von Annehmlichkeiten gerichtet. Dahn erzählt aus seiner Kindheit[51]): „Mein Vertrauen auf die Macht des Gebets war so stark, daß ich außer dem täglichen dreimaligen Gebet bei jedem mich stärker bewegenden Anlaß, bei leichtem Unwohlsein der Eltern oder vor einer schweren Mathematikskription ohne weiteres mit meinem Gebet auf den lieben Gott eindrang". Die anthropomorphe Gottesvorstellung hindert aber nicht, daß dem Kinde verhältnismäßig früh ein Bewußtsein für die Realität Gottes aufgeht, wie es Hebbel[52]) in einem heftigen Gewitter als Kind erlebt: „Ich hatte den Herrn aller Herren kennen gelernt, seine zornigen Diener Donner und Blitz, Hagel und Sturm hatten ihm (Gott) die Pforten meines Herzens aufgetan und in seiner vollen Majestät war er eingezogen. Es zeigte sich auch kurz darauf, was innerlich mit mir vorgegangen war; denn als der Wind eines Abends wieder mächtig in den Schornstein blies und der Regen stark aufs Dach klopfte, während ich zu Bett gebracht wurde, verwandelte sich das eingelernte Geplapper meiner Lippen plötzlich in ein wirkliches Gebet und damit war die geistige Nabelschnur, die mich bis dahin ausschließlich an die Eltern gebunden hatte, zerrissen, ja es kam gar bald so weit, daß ich mich bei Gott über Vater und Mutter zu beklagen anfing, wenn ich ein Unrecht von ihnen erfahren zu haben glaubte." — Die wachsende Selbständigkeit und Bewußtheit religiöser Betätigung bedeutet zweifellos einen Fortschritt, den manche unter den geistig geweckteren Kindern machen, ein „wirkliches" Gebet ist insofern ausgelöst, als das Kind mit der „Wirklichkeit" Gottes rechnen lernt; ob bei Hebbel in jener Zeit schon mit einem Verständnis für die „volle Majestät" zu rechnen ist, erscheint zweifelhaft. Das gesprächsartige Beten zeigt ein Hinauswachsen über die formelhaften Gebete, ist aber in der früheren Kindheit recht selten. — Die Eindrücke von Gott sind in doppelter Richtung bemerkbar, einmal als ehrfürchtige Schauer, zweitens als Kreaturgefühl, das vor dem Göttlichen erzittert, ohne an sich schon irgendwie das Leben religiös zu beeinflussen. Häufig wird aber das ehrfürchtige Erschauern der Anlaß des Kreaturgefühls und bestimmt die Gottesvorstellung des Kindes auf lange hinaus. Das Kind hält sich dann, wie Goethe sagt[53]), „an den ersten Glaubensartikel", Gott erscheint ihm als der „zornige Gott, von dem das Alte Testament soviel überliefert", und es ist auf jeden Fall „nicht

[51]) Erinnerungen 2. Aufl. Leipzig 1890 Breitkopf. 1. Buch S. 226.
[52]) „Meine Kindheit". Fr. Hebbels sämtl. Werke. Leipzig, Bd. 9 S. 181.
[53]) Dichtung und Wahrheit 1. Buch. Cottasche Ausgabe Band 10 S. 40.

der zusammengesetzte, fein nüancierte Gott des Lehrbuches", sondern „jener ungestüme, väterliche Gott, der mit dem Zorn eines Riesen zürnt und freigebig ist mit der Freigebigkeit eines Riesen". — (J. P. Jacobsen)[54]). Mit zunehmender Urteilskraft entstehen aus diesem Glauben Konflikte und Zweifel schon in der Kindesseele, wie sie Goethe[55]) beim Erdbeben von Lissabon durchkämpft: „Gott, der Schöpfer und Erhalter Himmels und der Erden, den ihm die Erklärung des ersten Glaubensartikels so gnädig und weise vorstellte, hatte sich, indem er die Gerechten mit den Ungerechten gleichem Verderben preisgab, keineswegs väterlich bewiesen. Vergebens sucht das junge Gemüt sich gegen diese Eindrücke zu wehren". Damit ist eine wohl nicht selten schon entscheidende Krisis des religiösen Lebens angebahnt.

Schon die frühe Kindheit zeigt eine starke Differenzierung der religiösen Anlagen. Es ist ohne weiteres klar, daß noch ein großer Teil der Kinder überhaupt keine bewußten religiösen Reflexionen und Äußerungen aufweist, andererseits weist jedes Zeugnis von Kindheitserinnerungen religiöser Natur darauf hin, daß schon früh der Grundcharakter der Frömmigkeit des späteren Lebens sich geltend macht. So finden wir Ansätze von religiöser Selbständigkeit, die der Äußerung Gottfr. Kellers im „Grünen Heinrich" entsprechen: „In dem Maße, als ich Gott deutlicher erfaßte und sein Wesen mir unentbehrlicher wurde, begann sich mein Umgang mit Gott verschämt zu verschleiern". Die Scheu führt schließlich zu Protesthandlungen wie der Tischgebetsverweigerung bei dem Knaben Keller. Ein beachtliches Moment tritt hier schon in Erscheinung: die religiöse Scheu, welche lieber für gottlos gelten als fromm erscheinen möchte.

Auch ein intellektueller Zug macht sich nicht selten bei den Kindern früh bemerkbar: Karl Gerok[56]) erzählt, daß er als Knabe eine zeitlang alles, was man ihm von Gott und Welt sagte, für Fabeln hielt, hinter denen eine ganz andere Wirklichkeit steckte. Ein in jeder Weise reich entwickeltes Mädchen berichtet über die Wandlung[57]), welche nicht nur mit dem Weihnachtsmann und Storch aufräumte: „Ganz allmählich setzte sich aber auch noch eine andere Ansicht in mir fest: wenn es kein Christkind gab, und keinen Nikolaus und keinen Storch, dann gab es auch keinen lieben Gott. Der Glaube an Gott war von stark erziehlicher Wirkung. Wenn man allein im Zimmer war und hätte gern von einem Stück Zucker genascht, und man wußte, daß jemand dabei zusah, (z. B. der liebe Gott,) so nahm man es gewiß nicht. O, die großen Leute wußten wohl, wie wichtig er für die Kinder war und warum sie ihn erfanden! Nachher — bei der Konfirmation, — wenn man einigermaßen erzogen war, würde man dann erfahren, so wie man es vom Storch erfahren hatte, daß alles nur ein schönes Märchen sei". Die religiöse Entwicklung wird ohne Zweifel beeinflußt durch das Übergangs-

[54]) Bei Dröscher und Bäumer, Von der Kindesseele. Leipzig 1908 S. 179.
[55]) Dichtung und Wahrheit 1. Buch. Cottasche Ausgabe Band 10 S. 26ff.
[56]) Jugenderinnerungen.
[57]) „Elisabeth" von E. Fr. Spiecker. Stuttgart 1930 S. 16.

stadium von der kindlichen Aufnahme des Gebotenen als „Realität" zu der mit der religiösen Erfahrung wachsenden Erkenntnis als religiöse Wirklichkeit und die Verkörperung im Symbolischen wird, wie Äußerungen von Knaben häufig bewiesen haben, leicht als „Sage" im Sinne des Märchenhaft-Unwirklichen aufgefaßt. Diese Krisis in der religiösen Apperzeption ist sehr bedeutsam und oft verhängnisvoll, sie gewinnt durch den heute vielfach üblichen Religionsunterricht, der bewußt oder unbewußt Märchen, Mythos und biblische Erzählung nivelliert, symptomatische Bedeutung. Verf. hat übrigens auffallend häufig von Knaben und Mädchen im Alter von 9 bis 12 Jahren, welche nicht aus religionsfeindlicher Umgebung kamen, bei der Erkundigung nach dem Grunde ihres Fortbleibens aus dem Kindergottesdienste von ihren Kameraden zur Antwort bekommen: die betreffenden hätten erklärt, das, was im Kindergottesdienst gesagt werde, sei doch alles „Quatsch". Sicher handelt es sich bei diesen Äußerungen in vielen Fällen um recht faule und dreiste Verlegenheitsauskünfte, aber höchstwahrscheinlich spielt doch in manchen Fällen der Anbruch der Krisis eine wesentliche Rolle.

b. Die Bedeutung der Kindheitsreligion.

Mit Recht bemüht sich G. Bohne[58]), die Bedeutung der Kindheitsreligion für die religiöse Entwicklung des Jugendalters herauszustellen, wir stimmen ihm zu: „Es scheint, als setze die Natur voraus, daß bereits in der Kindheit die religiöse Anlage genährt wird" (a.a.O. S. 13). „Es ist wichtig, daß ein mangelhaftes Jugenderlebnis auch eine mangelhafte Entwicklung bedeutet". Die kräftige Entfaltung der Religiosität im Jugendalter ist abhängig von einem kontinuierlichen religiösen Wachstum im Kindesalter. Dietrich Vorwerk[59]) arbeitet für die psychologische Betrachtung der kindlichen Religionsentwicklung sechs Stufen heraus, wir folgen ihm und prüfen, wieweit sie an der Grenze zum Konfirmandenalter Bedeutung haben. Wir wollen mit Vorwerk nicht über das Werturteil streiten, welches er mit der Bezeichnung der vier ersten Entwicklungsstufen als „Surrogate" der Religion ausspricht, auf jeden Fall ist die unterste Stufe der Gewohnheitsreligion von eminenter Wichtigkeit. Leider ist aber bei sehr vielen Kindern von einer gewohnheitsmäßigen Nährung der religiösen Anlage nicht die Spur vorhanden, da das Elternhaus als der einzig mögliche gesunde Nährboden bei ihnen infolge der religiösen Gleichgültigkeit oder Abgeneigtheit versagt, darüber darf auch das im frühen Kindesalter nicht selten geübte Kindergebet, dessen religiöser Wert oft nicht groß ist, nicht täuschen, zumal es als religiöse Übung und Gewohnheit um das zehnte Lebensjahr unter diesen Umständen zumeist schon eingeschlafen ist.

Die Autoritätsreligion ist die nächste Stufe und zugleich die häufigste und wichtigste Form der Kindesreligion, sie kann ein starker Impuls sein und

[58]) Gerhard Bohne, Die religiöse Entwicklung der Jugend in der Reifezeit. Leipzig 1922.

[59]) Kinderseelenkunde als Grundlage des Konfirmanden-Unterrichts S. 61 ff.

auf dem Wege zu bodenständiger Frömmigkeit vorwärtshelfen, oft aber bleibt sie die letzte Stufe der religiösen Entwicklung und vermag nicht eine hinreichend starke Grundlage zur Erhaltung und Festigung religiösen Lebens zu bieten. Die Bedeutung der Autorität hat aber oft schon auf religiösem Gebiet zu schwinden begonnen, bevor die Kinder in den Katechumenenunterricht eintreten; die intellektuellen Hemmungen gegenüber dem religiösen Unterrichtsstoffe deuten darauf hin.

Der Typus der Schulzeit ist die dritte Stufe, die Gedächtnis- und Verstandesreligion. Ihr Wert ist für den Aufbau des inneren Lebens durchaus zweifelhaft, sie vermag wohl Bausteine zu liefern, aber Aufbauarbeit zu leisten, ist sie nicht imstande. Nicht selten ist diese Art der Grund für eine völlige Abblendung gegenüber Willen und Gefühl angreifenden Eindrücken und die Aussicht auf eine gefühlsmäßige Vertiefung und willensmäßige Erstarkung ist auf dieser Stufe, die zumeist beim Eintritt in das Konfirmandenalter erreicht ist, nicht groß, die „Gedächtnis- und Verstandesreligion" ist viel mehr eine Erschwerung als eine Förderung der Vorbereitung zur Konfirmation.

Anders liegt das scheinbar bei der vierten der Vorwerkschen Entwicklungsstufen. Die „Phantasiereligion" erzeugt eine äußerlich recht rege Beteiligung und ein erfreuliches Mitempfinden bei der Durchnahme und Aneignung religiösen Stoffes. Die Beobachtung der Knaben zeigt aber, daß um das zwölfte Lebensjahr die Phantasie außerordentlich nachläßt, sodaß sie für die Entwicklung der Knabenseele keine fördernde Bedeutung hat. Bei den Mädchen ist die Lage wesentlich günstiger, aber Vorwerk hat Recht, wenn er diese Entwicklungsstufe als „Surrogat" der Religion bezeichnet, denn Anempfindung und Mitempfinden bedeuten noch nicht persönliches Ergriffensein von dem Ernst der religiösen Forderung.

Die beiden Ziele der religiösen Entwicklung sind nach Vorwerk die Religion der persönlichen Erfahrung und der bewußten Glaubensentscheidung. Unsere Untersuchung ergibt, daß beide Stufen bis zum Eintritt in den kirchlichen Unterricht nicht erreicht sind. Auch keiner der vier dargestellten Entwicklungsgrade stellt eine absolut günstige Grundlage für die weitere religiöse Entwicklung während der Zeit des kirchlichen Unterrichts dar, die Hemmnisse, welche jeder Typus in sich trägt, sind unleugbar und sie bieten für die Aussaat der religiösen Werte Bodenverhältnisse, welche eine keineswegs leichte und in vieler Beziehung auch nach menschlichem Ermessen geringen Erfolg versprechende Arbeit erwarten lassen. Jedoch hat die Kindheitsreligion als solche entscheidende Bedeutung für die spätere Entwicklung, die helfenden Momente des Kreaturgefühls, die Ansätze zur religiösen Selbständigkeit sind überaus wertvoll. Sehr bedeutsam ist auch die nicht seltene Erweckung des Gewissens, die sicherlich so stark ist, daß „niemals wieder so heftige Kämpfe ausgefochten" werden (Christine Holstein) [60]), ja daß entsprechend veranlagte

---

[60]) Von der Pflugschar in den Hörsaal. Leipzig o. J. (1920) S. 9.

Naturen ihre Frömmigkeit aus der Gewissenhaftigkeit aufbauen und aus ihr den Nährstoff für eine bruchlose religiöse Entwicklung in der Jugendzeit entnehmen. Aber den helfenden Momenten stehen zahlreiche hemmende gegenüber: die Beschäftigung mit dem Gerechtigkeitsproblem schon bei Kindern streiften wir bereits, wir werden sie noch in einem anderen Zusammenhang behandeln. Wir weisen auch auf die Hemmnisse hin, welche das Milieu, in dem die Kinder leben, für die religiöse Reifung, ja schon für ein kontinuierliches Wachsen sehr oft bietet. Nun gilt es noch eine große Gefahrenquelle zu betrachten, die heute immer mehr an verhängnisvoller Bedeutung gewinnt, die Wirkung des abstoßenden Vorbildes. Lily Braun[61]) bietet ein Beispiel, welches vielfach auch sonst belegt werden kann: Das Verhalten einer Religionslehrerin entspricht im Alltag nicht ihrem im Unterricht zur Schau getragenen frommen Wesen, — das genügt, um bei L. B. eine Abneigung nicht nur gegen die Person, sondern auch gegen den Religionsunterricht und auch für lange Zeit gegen jede Frömmigkeit zu erzeugen. — Ludwig Richter[62]) erhält Anstoß zum Zweifel aus dem passiven Verhalten seines Vaters gegenüber einem in des jungen Ludwigs Gegenwart über Religion spottenden Bekannten: „Ich sah, daß der Vater dem nicht entgegentrat, es schien mir also unter den älteren Leuten all das für Trug oder Faselei angesehen zu werden, was ich in der Schule als Wahrheit gehört und einfach aufgenommen hatte". — Noch verheerender wirkt die Beobachtung religiöser Unwahrhaftigkeit, wenn sie bei einem Vertreter der Kirche wahrgenommen wird, wie z. B. der Katholik Karl Schurz[63]) aus seiner Knabenzeit berichtet: „In meiner Vorstellung war der Priester als Diener, Vertreter und Wortführer Gottes ein heiliger Mann gewesen. Und nun aus dem Munde meiner Mutter ... zu hören, daß der Pastor gelogen habe und ein böser Mensch sei, das war eine gefährliche Offenbarung. Es beunruhigte mich sehr, den Predigten des Pastors keinen unbedingten Glauben mehr schenken zu können, und wenn ich ... bei der Messe ... denselben Mann in der heiligen Handlung begriffen vor mir sah, so ergriff mich oft ein großes Unbehagen". Wir verstehen, daß H. A. Krüger von seinem überstrengen Vater berichtet[64]): „Wenn nun dieser selbe strenge Vater von der Fröhlichkeit der Kinder Gottes predigte, ... was für bittere schwarze Gedanken gingen da wohl manchmal durch mein Inneres, was für spöttische, ja frivole Witze zuckten da oft auf in dem Hirn des jungen Herrenhuters". Von ähnlichem bleibendem „Unbehagen" anläßlich derben Scheltens des Pfarrers berichten mehrere Konfirmandenerinnerungen. Zweifellos liegt hier eine große Gefahr der Hemmung innerer Entwicklung vor, die durchaus nicht immer dem, durch welchen das Ärgernis entsteht, zur Last gelegt werden darf, sondern in der großen Empfindlichkeit der Altersstufe beruht; andererseits gehört gewiß auch

[61]) Nach Bohne, Die religiöse Entwicklung. S. 27; vgl. auch a. a. O. S. 45, 75/76.
[62]) Richter, Lebenserinnerungen (Volksausgabe) S. 61.
[63]) „Lebenserinnerungen" Berlin 1921 S. 21 ff.
[64]) H. A. Krüger, „Sohn und Vater". Braunschweig 1922 S. 46.

das Wort Jesu[65]) in diesen Zusammenhang: „Es muß ja Ärgernis kommen; doch weh dem Menschen, durch welchen Ärgernis kommt!" Wie allgemein und häufig aber solche Anlässe zu Anstoß und Ärgernis in liberalistischer Zeit vorkamen, das wird klar, wenn wir daran denken, wie damals durch atheistische Propaganda in Stadt und Land, meist mit brutaler Deutlichkeit in Wort und Bild Anstoß und leider nur zu häufig auch Antrieb zum Abfall von allem Religiösen schon der Kindesseele aufgedrängt wurden.

Dazu kommt das schon erwähnte Moment des Mangels an kontinuierlicher Entwicklung infolge religiöser Gleichgültigkeit der Umgebung. Alle diese Gesichtspunkte zeigen, daß beim Eintritt der Konfirmanden in den kirchlichen Unterricht mit der Tatsache gerechnet werden muß: Ein großer Teil der Kinder bringt Hemmungen mit, die teils aus der eigenen Entwicklung, teils durch äußere Einwirkung entstanden sind. Daraus ergibt sich, daß die Annahme einer im Allgemeinen ungehemmt fortschreitenden religiösen Reifung irrig ist und daß der Maßstab einer überdurchschnittlichen religiösen Aufgeschlossenheit keinesfalls für die Beurteilung und Wertung der kindlichen Religiosität angewandt werden darf.

Wir behaupten aufgrund der bisherigen Ergebnisse, daß die Religiosität des Kindes bis zum Katechumenenalter verhältnismäßig schwach ausgeprägt und von vielen Seiten gefährdet ist.

§ 4. Die ethische Entwicklung.

Als weiteren Beweis fügen wir die Beobachtungsergebnisse über die ethische Entwicklung an, da wohl darüber kein Zweifel besteht, daß Religiosität und Sittlichkeit Wechselwirkungen auf einander ausüben. Versuche über die ethische Urteilsfähigkeit der Kinder, z. B. wie die von Gizycki[66]) und Lydia Leemann[67]) besagen zwar über den Charakter und über das tatsächliche Verhalten der Kinder nichts Sicheres, aber sie geben uns einige wichtige Daten in die Hand, welche Rückschlüsse auf die Einwirkung religiöser Motive bei sittlichen Entschlüssen gestatten. Gizyckis Ergebnisse zeigen, daß bei der Beurteilung der Frage der Fundsachenbehandlung bei keinem Kinde — in diesem Falle Mädchen — ein religiöses Motiv zum Ausdruck kommt, auch L. Leemanns Versuche über das Verhalten gegenüber der Versuchung, sich auf Kosten eines Mitmenschen einen Spaß zu erlauben, deuten darauf hin, daß religiöse Impulse oder Hemmungen bei den Knaben keine Rolle spielen. Das Gewissen gewinnt stark an Wachsamkeit, aber die Beziehung zur Religion ist sehr lose, etwa in der Art der folgenden Charakterisierung aus einem autobiographischen Abriß eines siebzehnjährigen Gymnasiasten[68]): „Wahrscheinlich mit 8 Jahren kam mir in einer Stunde, in der die Gedanken einmal ohne jedes Hindernis umherschweifen konnten, der Ge-

[65]) Matth. 18, 7.

[66]) Zitiert nach Gaupp, Die Psychologie des Kindes S. 160.

[67]) Die sittliche Entwicklung des Schulkindes, Manns Pädagog. Magazin Nr. 937.

[68]) Handschriftlich. Im Folgenden mit „S" bezeichnet.

danke: „Du lernst die Gebote und weißt, daß man sie erfüllen soll ... willst du nicht den Entschluß fassen, dich von jetzt an bemühen zu wollen, sie zu befolgen? Dann hast du Gott recht lieb. Ich glaubte also, damit Gott einen Gefallen zu tun ... Von dem „Wir sollen Gott fürchten und lieben" war also nichts zu merken." — Hier kommt zum Ausdruck, daß auch in diesem Falle — es handelt sich um einen außerordentlich gewissenhaft und ernst veranlagten jungen Menschen — die sittlichen Antriebe nicht aus eigentlich religiösen Motiven stammen, sie haben hier vielmehr primitiv-religiöse Ziele, die letzten Endes egoistisch sind. — Wir sehen also: Die ethischen Hemmungen sind wohl vorhanden, aber sie sind nicht bewußt, sondern von dem Einfluß der Autoritäten in Haus und Schule bestimmt. Die Gebote sind zwar im Religionsunterricht eingeprägt, aber sie haben überwiegend moralische Bedeutung, ihnen fehlt die religiöse Fundierung im Bewußtsein der Kinder, und zwar so stark, daß ihr gesetzliches „Du sollst" für viele den Zugang zu dem eigentlich christlichen „Ich darf" und „Ich will" weit über das Kindesalter hinaus versperrt.

Die ethischen Impulse sind ebenfalls unbewußt, sie entstammen dem wachsenden Selbstgefühl, das bei den Mädchen in der „Haltung", bei den Knaben im „Ehrbegriff" seinen Ausdruck findet. — Diese Entwicklung ist bei beiden Geschlechtern durchaus wertvoll, aber nicht religiös gerichtet, sondern naturgegeben und steht oft sogar im Konflikt mit den gelernten religiösen Anschauungen; das ist besonders deutlich bei der „Jungenehre", deren ungeschriebener Kodex Corpsgeist kennt, aber nicht christliches Bruderschaftsbewußtsein, sie hält das Bekämpfen des Gegners bis zum Äußersten für selbstverständlich und hat für überwindende Liebe kein Verständnis. Die rauhe Schale kommt immer wieder zum Vorschein und es ist schwer, auf den weicheren Kern zu gelangen, die besten Katechesen und „richtigen" Antworten dürfen uns nicht darüber täuschen, daß ein inneres Mitgehen mit den Forderungen spezifisch christlicher Ethik bei den Kindern, besonders bei den Knaben sehr selten ist, viel häufiger befinden sie sich in einer stillen, aber starken Abwehrstellung, die das Eigenleben und -Denken nach eigengesetzlichen „ethischen" Anschauungen regelt und eine fast „abgeschlossene" Welt darstellt. Nicht selten erwächst aber auch daraus ein Leben in zwei Welten, der „christlichen" und der „eigenen", und darin liegt die große Gefahr einer bewußten oder unbewußten Unwahrhaftigkeit, die jede dualistische Haltung in sich schließt. Die Kinder haben dann beim Eintritt in den kirchlichen Unterricht das Empfinden, als ob sie in die „andere" Welt einträten und hier — im Konfirmandenunterricht — sich anders als sonst, d. h. unnatürlich, geben müßten. Daß diese Haltung für Konfirmator und Konfirmand gleich ungünstig, weil mit Voreingenommenheit erfüllt ist, das bedarf keiner weiteren Ausführung.

Stark entwickelt ist das sittliche Empfinden bei beiden Geschlechtern im Sinn für Gerechtigkeit. Damit erhält der kirchliche Unterricht eine wesentliche Hilfe. Freilich ist bei geweckten Kindern gerade das Gerechtigkeitsempfinden der Anlaß zu gedanklichen Konflikten, wie z. B. bei Ellen Key, die schon sechsjährig gegen Gott einen Haß empfindet, weil er einen Familienvater von kleinen Kindern wegreißt. Ein ähnliches Beispiel, das sich nicht selten wiederholt, bietet Karl Schurz[69]). Er kann als Knabe nicht fertig werden mit der Behauptung des Priesters, die katholische Kirche sei die allein seligmachende Religion und alle Andersgläubigen, Protestanten, Juden und Heiden seien dem ewigen Feuer verfallen: „Die Frage, ob nun auch ein so guter Mann wie Aaron (ein anständiger Jude) durchaus zum ewigen Höllenfeuer verdammt sein werde, gab mir viel zu denken. Ich konnte mir das mit der Allgerechtigkeit Gottes nicht zusammenreimen". — Der häufig zu beobachtende Mangel an konfessionellem Verständnis in späteren Jahren hat oft seinen Grund in der schon im Kindesalter hervorgerufenen ethischen Auflehnung gegen unverstandene und auch schwer verständliche Wege göttlicher Offenbarung und kirchliche Glaubenssätze.

§ 5. Proletarische Kinder.

Im Folgenden wenden wir uns noch zwei besonderen Gruppen von Kindern zu, die in den bisherigen Darlegungen, welche im wesentlichen dem Ermitteln eines „Durchschnittsniveaus" gewidmet waren, um ihrer besonderen Artung willen nicht hinreichend berücksichtigt werden konnten, zuerst den proletarischen und dann den Landkindern.

Wir verstehen dabei unter proletarisch die ohne Bindung an Elternhaus und Scholle, an Tradition und feste Sitte heranwachsende Jugend, die besonders in der Großstadt wohnt, aber auch mit ganz ähnlichen Charakterzügen in Kleinstädten und Dörfern zu finden ist. Schon von frühester Jugend an sind bei dem proletarischen Kinde Entwicklungshemmnisse vorhanden. Das Familienleben entbehrt jeder inneren Wärme, es ist nicht erfüllt von jenen kleinen und doch für das Kind so wichtigen freudvollen Erlebnissen gemütvoller Teilnahme und Beschäftigung der Eltern mit dem Kinde. Früh wird in ihm „ein dumpfes, instinktives Zusammengehörigkeitsgefühl gemeinsam Unterdrückter und Ausgebeuteter"[70]) wachgerufen durch das Verhalten der Eltern, durch das Mitanhören von Unterhaltungen parteipolitisch Verhetzter oder infolge von Arbeitslosigkeit Verbitterter. Die Reflexe des sozialen Milieus fallen in die kindliche Seele und richten dort Verheerungen an, die nicht wieder gut zu machen sind, wenn es sich gar um diebische oder sonst verbrecherische Eltern und Hausgenossen handelt, die zu solchem Handeln schon die Kinder anleiten.

Wie selten sind aber lebenweckende Persönlichkeiten in den proletarischen Kreisen zu finden! Selbst wenn keine sittlich anstößige und verderbliche Umgebung die seelische Reifung und Erstarkung verhindert — wo sind die Menschen, welche zu frommer Gebetsübung anhalten und die kindliche Seele mit

---

69) Lebenserinnerungen. Berlin 1921 S. 28f.

70) Rühle, „Die Seele des proletarischen Kindes". Dresden 1925 S. 39.

religiöser Nahrung erfüllen? Wie selten wird in proletarischen Familien auch nur Acht gegeben auf die religiöse Arbeit der Schule!

Ist aber ein proletarisches Kind von dem religiösen Werte des in der Schule Aufgenommenen erfüllt, kommt es gar aus dem Kindergottesdienst mit Eindrücken nach Hause, wo ist dann in engen, unfreundlichen Wohnungen die Stille möglich, welche es braucht zu ihrer innerlichen Verarbeitung?

Geben schon diese Andeutungen erschreckende Einblicke in die Hemmnisse, welche der Mangel an rechtem Familienleben, an lebenweckenden Persönlichkeiten und an Gelegenheit zur Stille jeder gleichmäßigen religiösen Entwicklung von früh an bereiten, so bietet sich ein erschütterndes Bild, wenn wir auf die zerstörenden Mächte achten, welche vielfach jede Regung von Frömmigkeit, jedes Aufkeimen von religiösem Empfinden schon im Keime vernichten. Dehn schreibt in seinem Buche über die „Großstadtjugend" [71]): „Das eigentlich Erschütternde ist nicht der Haß gegen Religion und Kirche, — was erschütternd wirkt, ist eben das völlige Abgetansein von Religion und Kirche und die Erkenntnis, daß dies einfach zum seelischen Bestande des Arbeiters gehört. Er lebt ohne Gott. Die religiösen Motive sind aus seinem Leben ausgeschaltet". — Dazu tritt dann aber oft eine ausgesprochene Kirchenfeindlichkeit und bewußte Religionsgegnerschaft, die im häuslichen Kreise dem am Religionsunterricht der Schule teilnehmenden Kinde immer von neuem mit Hohn und Spott besudeln, was dort ihm groß und heilig dargestellt wurde. Wenn nun gar Religion von gewissen, heute in den Hintergrund gedrängten Erziehern selbst als Ausfluß von „Minderwertigkeitsgefühlen" [72]) aufgefaßt und bekämpft wird, dann muß sie dem Kinde als wertlos, ja als verwerflich erscheinen! Die Klassenkampfideologie, welche dem modernen Proletarier jahrzehntelang eingehämmert wurde, bedeutet, daß alle religiösen Maßstäbe fortgerissen werden: „In dem Maße, in dem das proletarische Milieu die kleinbürgerliche Sphäre verläßt, selbständig sich entwickelt, verschwinden auch die kleinbürgerlichen Empfindungen der Angst, Befangenheit, Kriecherei und machen einem neuen Lebensstil Platz, dem Trotz, Eigenwillen, Selbstbewußtsein, „Stolz", so urteilt ein Verfechter dieser Idee [73]). Die Erbärmlichkeit des „neuen Lebensstils", seine wahnsinnige innere Leere wird jedem, der Einblick in solche Kindesseelen gewonnen hat, deutlich, es ist das bewußte Herausreißen der irdisch Heimatlosen aus der letzten, der ewigen Heimat. Die Äußerungen des „neuen Lebensstils" sind aus den Vorgängen an den vom neuen Staate ausgerotteten Schulen dieses „neuen Stils" hinreichend bekannt. Wie ist aber überhaupt an ein Erfolg versprechendes Arbeiten an Seelen, die durch lange Jahre hindurch zu Trotz, Durchsetzen des Eigenwillens, Hervorkehren des Selbstbewußtseins und des „prole-

[71]) Günther Dehn, Großstadtjugend. Beobachtungen und Erscheinungen aus der Welt der großstädtischen Arbeiterjugend. Berlin 1919 S. 38. cfr. Rühle S. 56.

[72]) Rühle a. a. O. S. 54.

[73]) Rühle a. a. O. S. 108.

tarischen Stolzes" erzogen wurden, zu denken? Sind hier nicht dem kirchlichen Unterricht von vornherein granitene Trutzmauern entgegengestellt? Das Autoritätsgefühl ist systematisch untergraben, die Lehre vom Durchsetzen des Eigenwillens ist jahrelang eingeprägt und sollte im kurzen Konfirmandenunterricht durch die Überzeugung vom Drangeben des ichsüchtigen Wollens unter Gottes Willen und durch die Erkenntnis der überwältigenden Opfertat Jesu überwunden werden? Ja, das Kind, welches in seiner Umgebung nur von „Ungerechtigkeit" aller „Besitzenden" einschließlich der Kirche und Geistlichkeit gehört hat, kann ja kaum einmal Vertrauen zu diesem Institut und seinem Vertreter gewinnen! —

Wenn aber einmal ein Kinderherz aus dieser Umgebung warm geworden ist für Gottes Wort und Gottes Anspruch, dann gehört unmenschlich viel dazu, daß diese Liebe nicht sogleich wieder erkaltet. Die Straße, der Aufenthalt des proletarischen Kindes während eines großen Teiles des Tages, ist der Nährboden für die Ausführung aller möglichen „Protesthandlungen", die sich gegen die Einengung richten und Gelegenheit zu Trotzhandlungen, Ungezogenheiten usw. bieten. Dort gewinnt das Kind den „sicheren Blick für alles Kleine, Niedrige" (Weimar), dort begegnen ihm die „Straßenkinder", deren Herzen schon so ekelhaft nüchtern, so altklug und schwunglos sind. Ein Wunder muß da geschehen, wenn ein Kind sich in solcher Umwelt das hohe Ziel, Gott zu dienen, bewahren soll! —

§ 6. Das Landkind.

Ganz anders ist das Bild, welches das Landkind in seiner Entwicklung bis zum Konfirmandenalter bietet. Wesentliche Förderung erfährt es durch die Umgebung: Die Verbindung mit der Familie ist bis in die unteren Schichten der Landbevölkerung heute noch vorhanden, die Gemeinschaft der Arbeit ist eine Grundlage für die Lebensgemeinschaft, die im Gegensatz zur Proletarierkindheit schon rein räumlich enge Verbundenheit z. B. bei den Mahlzeiten, ausdrückt. Die Dorfgemeinschaft ist ein weiteres förderndes Moment, die „Straße" ist nicht wie in der Großstadt die Gelegenheit zum unpersönlichen und flüchtigen Begegnen mit allerlei Elementen, zum Untertauchen in der Masse, sondern sie ist die Verbindung von Haus zu Haus. Dazu kommt das noch viel stärker vorhandene Bewußtsein für Autorität, im Kindesalter überwiegt beim Landkinde die autoritative Moral der Umgebung, es „gilt", was die Eltern für gut erklären oder die Lehrer fordern. Die „Sitte" hat einen Ausschlag gebenden Einfluß und bereitet dem Kinde keine Konflikte. Der religiösen Übung des Gebetes bei Tisch und beim Aufstehen und Zubettgehen kommt das Landkind wohl vielfach nach. Bode und Fuchs[64]) meinen: „Beim Landkinde scheint um das zwölfte Lebensjahr das religiöse Leben intensiver zu werden. Die vom Religionsunterricht geforderten religiösen Übungen, Gebet, Kirchengehen usw. werden peinlich beob-

74) Psychologie des Landkindes. Halle 1925 S. 157.

achtet. Aber auch hier ist das Kind bestrebt, alles das vor den Augen anderer zu verbergen. Mag fast alles, was das Kind da treibt, mehr eine äußerliche Beobachtung religiöser Vorschriften sein, ohne innere Anteilnahme geschieht das doch nicht, schon das schamhafte Sichverbergen vor anderen spricht dafür." Auch wer über den inneren Wert solcher Kirchgänge u. ä. wesentlich geringer denkt, muß den Wert, welchen jedes Üben in religiösen Dingen im Kindesalter hat, hoch veranschlagen, wenn er bedenkt, welche verhängnisvolle Rolle die mangelnde Übung im religiösen Leben des Proletarierkindes spielt. Welche Förderung das Erwachen des Kreaturgefühls für das kindliche Verständnis von Gottes Wesen bedeutet, wurde schon dargelegt, beim Landkinde begünstigt seine selbstverständliche Naturverbundenheit wesentlich das Wachstum seiner religiösen Anlagen z. B. im Verständnis der alttestamentlichen Geschichten, die Möglichkeit zur Besinnung in der Stille trägt ihr wesentliches Teil dazu bei.

Den fördernden Momenten in der Verbundenheit mit der Familie, der ländlichen Gemeinschaft, der in der Tradition verkörperten autoritativen Sitte und der Natur stehen zweifellos auch Hemmnisse gegenüber: Die autoritativ hingenommene Sitte ist vielfach ein Hindernis für das Wachsen der ethischen Urteilskraft und oft auch schon im Kindesalter der Nährboden für die sogenannte „bäuerliche Moral", welche in mancher Hinsicht in zähem Ringen sich den Bemühungen um Einprägung der christlichen Sittlichkeit entgegenstellt. — Die Gewohnheitsmäßigkeit auch im religiösen Handeln, im Gottesdienstbesuch hat auch eine für die Entwicklung der Frömmigkeit gefährliche Seite: das schwere Wachwerden und leichte Ersterben religiöser Bedürfnisse. — In sexueller Richtung ist bei den Landkindern, namentlich der unteren Schichten, eine Derbheit anzutreffen, die keineswegs dem Bemühen um Erziehung in kindlich-reinem und unbefangenem Wesen günstig ist. Mögen auch die geschlechtlichen Derbheiten, welche dem Kinde zu Gehör kommen, „in der ländlichen Umgebung doch nicht den Charakter des Gemeinen" tragen[75]), auf jeden Fall hemmen sie die religiös-sittliche Entwicklung von früh auf. — Ein Überblick über die Lage beim Landkinde bis zum zwölften Jahre gibt uns zwar ein wesentlich lichtvolleres Gesamtbild, aber es deutet auch schon Schatten an, die sich zu Hemmungen auswachsen können und auch in der für den Eintritt in den kirchlichen Unterricht relativ günstigsten Lage kein absolut günstiges Ergebnis des Unterrichtes in Aussicht stellen.

§ 7. Ergebnisse.

Das Ergebnis der Untersuchungen über die Verhältnisse im Leben des Kindes beim Eintritt in den kirchlichen Unterricht lautet: Die intellektuelle Entwicklung ist bis zum zwölften Lebensjahre in stetem Fortschreiten begriffen, sie ist oft der religiösen Reifung vorausgeeilt und droht sie vielfach zu beherrschen und in ihrer Entwicklung zu behindern. Die religiöse

[75]) Bode und Fuchs S. 136.

Entwicklung steht bei dem Durchschnitt der Kinder noch auf den Vorstufen, diese haben aber zum größten Teile die Neigung, sich in die beherrschende Stellung zu drängen und eine entsprechend einseitige religiöse Haltung zu erzeugen, sie sind auch vielfach stark genug, um allen Einflüssen zur Erziehung zu echter, vollwertiger Religiosität erfolgreichen Widerstand zu leisten. Das ethische Wachstum geht bei den Kindern vielfach neben dem religiösen her ohne die nötige innere Beziehung zu ihm und es droht oft, sich autonom zu entwickeln und an die Stelle der Religion zu setzen. Diese allgemein beobachteten Erscheinungen werden ergänzt und für einen großen Teil unserer Konfirmanden noch in verstärktem Maße bestätigt durch die Beobachtung der proletarischen Kinder, in deren Leben nicht nur äußere Hemmnisse, sondern geradezu alle religiösen Keime zerstörenden Mächte sich geltend machen. Die bei den Landkindern wesentlich günstigere Lage infolge der Gunst der ländlichen Verhältnisse und der mehr fördernden Umwelt zeigt doch auch bedenkliche Hindernisse für die religiöse Weiterentwicklung und Vertiefung traditionell übernommener religiöser Anschauungen.

II. Teil.

A. Das Gepräge des Konfirmandenalters.

§ 1. Die intellektuelle Entwicklung.

Der Konfirmator, welcher zweijährige Kurse unterrichtet, macht eine stets wiederkehrende Beobachtung, die fast genau mit dem Übertritt der Volksschulkinder aus dem Katechumenenjahr in das Konfirmandenjahr zusammenfällt: Die während der ersten Zeit am Unterricht rege teilnehmende Schar läßt sichtbar an Lebendigkeit der Teilnahme und an Sicherheit der Antworten nach. Diese Erscheinung könnte vielleicht dem kirchlichen Unterricht zur Last gelegt werden, der, wie häufiger behauptet wird, infolge seiner Anforderungen an die Konzentration der Kinder und der Steigerung der seelischen Aufmerksamkeit auf die lange Dauer die intellektuellen Fähigkeiten erschöpft. Demgegenüber beweisen aber die psychologischen Untersuchungen [76]), daß die intellektuelle Entwicklung um das dreizehnte Lebensjahr bei beiden Geschlechtern einen Stillstand erfährt, der das vierzehnte Lebensjahr hindurch andauert. Das bedeutet für die Hälfte der kirchlichen Unterweisungszeit eine wesentliche Herabminderung des Einprägungsvermögens und eine ganz bedeutende Erschwerung für die Gewinnung von Einfluß und Weckung von Eindrücken. Im Gegensatz zu Sprangers allgemeiner Behauptung [77]): „Jetzt erst bricht ein Innenleben auf" — „die Vorbereitung zur Konfirmation liegt in einer durchaus geeigneten Zeit" müssen wir mit Rücksicht auf den intellektuellen Stillstand sagen: Bei einzelnen Vorgeschrittenen — zu ihnen gehören

[76]) cfr. Gaupp, Die Psychologie des Kindes S. 179f.

[77]) Jugendpsychologie S. 290.

die Tagebuchschreiber und Autobiographen doch zweifellos — ist wohl vom Aufbrechen eines Innenlebens zu sprechen, aber das Gros befindet sich auf einer in keinem Lebensalter so stark wiederkehrenden Stufe der intellektuellen Stagnation, die der Entwicklung eines „Innenlebens" im Sinne eines selbständigen Denkens und Fühlens denkbar ungünstig ist.

In einer Hinsicht scheint eine gewisse Förderung der religiösen Entwicklung auch in der Zeit des intellektuellen Stillstandes, ein Begriff, der ja auch durchaus nicht immer „Rückschritt" bedeutet, sondern die sehr stark verlangsamte Entwicklung kennzeichnet, — durch den Intellekt stattzufinden: bezüglich der verstandesmäßigen Fundierung des religiösen Brauches. Dafür zeugt die Aussage[78]): „Ungefähr zur selben Zeit (um das 12. Lebensjahr) las ich einmal Jesu Aufforderung: „Wenn ihr aber betet, so sprecht: „Unser Vater"..., ich mußte also von nun an das Vaterunser beten. Mir war aber auch klar, daß ich mir bei den Worten immer etwas denken müsse und daß ich wirklich inbrünstig die Bitten wünschen und erbitten mußte. Das ist aber bei einem bestimmten Gebet wirklich nicht leicht. So mußte ich immer eine schwierige Gedanken- und Willensarbeit leisten. Aus diesen und anderen Gründen dauerte das Gebet oft eine halbe Stunde. Begreiflicherweise versäumte ich es zuweilen". Dann läßt ihm seine Gründlichkeit keine Ruhe und er „holt die versäumten Gebete nach"! — Der unbewußt sehr deutlich dargestellte Übergang von der kindlichen zur rechten Gebetsübung zeigt den starken Einfluß des Intellektes zugunsten der religiösen Vertiefung. Ein weiteres Beispiel: S. gerät in den Konflikt zwischen verschiedenen Forderungen: „Da fiel es mir plötzlich ein: Bist du nicht ein Protestant und kein Katholik? Dieser unterscheidet sich aber von jenem z. B. dadurch, daß er mehr auf den Sinn, auf den wirklichen Wert seiner Handlungen achtet. Damit war die Entscheidung da, ich brauchte nur die Forderung zu wählen, die diesem Grundsatz am meisten entsprach". S. setzt mit Recht hinzu: „Jetzt war ich von der Form befreit, jetzt d a c h t e ich auch. Dreizehn Jahre war ich damals alt". — Immerhin handelt es sich bei Aussagen wie den vorstehenden um intellektuell überdurchschnittlich entwickelte Naturen, die schon früh nachdenklich sind und einen besonderen, wertvollen, aber nicht häufigen Typ darstellen.

Die Beobachtung der Konfirmanden weist auf eine starke Differenzierung der intellektuellen Wesensgestaltung hin, die sich im Wesentlichen in drei Haupttypen darstellt: im intellektuell-moralistischen, intellektuell-kritischen und im intellektuell-idealistischen.

Der intellektuell-moralistische Typ pflegt seinen letzten Existenzbeweis zu erbringen, wenn die Wahl des Konfirmationsspruches freigegeben wird: Die von den Vertretern dieses Typs gewählten Verse entstammen zumeist dem Alten Testament und zwar den Proverbien und Psalmen, sie haben immer offensichtlich den Charakter von Moralsprüchen und einen eudämo-

---

[78]) Autobiographie „S".

nistischen Grundzug, z. B. „Bleibe fromm und halte dich recht, denn solchen wird es zuletzt wohl ergehen". — Auch bei einem erstaunlich großen Teil der Mädchen finden wir diesen Typ. Die Mystik z. B. des Gleichnisses vom Weinstock und den Reben ist, wie Versuche[79]) beweisen, auch von den Mädchen, trotz des bei ihnen stärker entwickelten „Gefühls", nicht annähernd verstanden, auch bei ihnen überwiegt das Moralistische und Intellektualistische weit.

Während diese Art keine Schwierigkeiten und inneren Kämpfe kennt, ist für die intellektuell-kritisch Veranlagten oft ihre Grundrichtung der Anlaß zu schweren Konflikten. „O daß ich nie Verstand gehabt hätte, daß die Menschheit nie Verstand gehabt hätte, und wir würden alle glauben". „Der innige Wunsch meines Herzens ist, daß es einen Gott gibt, aber mein Denken widerspricht dem!"[80]). Das von einem fünfzehnjährigen Konfirmierten benutzte Exemplar des Neuen Testamentes[81]), welches die mit kräftigen Schriftzügen geschriebenen Worte am Schlusse eines Evangeliums aufweist: „Ich glaube es!" ist das Zeugnis vom Ringen mit intellektuellen Schwierigkeiten, die sich an der Darstellung von Jesu Person als Gottes Sohn entfaltet haben und wir haben einen Ausdruck ernsten kritischen Ringens zwischen Intellekt und Glauben hier vor uns, die Notiz ist aufzufassen als ein Notschrei eines den Intellekt überwinden Wollenden. Meist beginnt ja der Kampf früher und füllt schon die Konfirmandenzeit aus. Dahn[82]) hat mit elf Jahren schon Zweifel: Wozu „die Erschaffung des Menschen trotz Voraussicht des unvermeidlichen Sündenfalls, die Opferung des Sohnes für die sündige Menschheit, das unaufhörliche Leiden der sich selbst zerfleischenden Tierwelt"? M. von Meysenbug nahm es als Konfirmandin ernst und wollte den Kampf gegen Erbsünde und Welt und Fleisch aufnehmen, aber sie „entdeckte immer mehr Abgründe von Skeptizismus in sich, das Dogma der Erlösung gab ihr immer wieder Widersprüche, so oft sie es sich begrifflich klarmachen wollte": Warum Schaffung des Menschen zur Freiheit und dann „sogleich Verdammung zum blinden Gehorsam, zur ewigen Unterwerfung unter die absolute Autorität? Sobald der Mensch seine Individualität bejahte und sich wahrhaft zum Menschen machte, wurde nicht nur er aus dem Paradies vertrieben, sondern auch seine Nachkommenschaft, bis in das fernste Glied, die doch keinen Teil an der Übertretung gehabt hatte". —

Die berühmte „Idealistin" zeigt hier neben dem intellektuell-kritischen Zuge ihres Wesens einen idealistischen, ebenfalls vom Intellekt bestimmten. Ohne Zweifel ist der intellektuell-idealistische Typ in mehr oder minder großer Deutlichkeit bei einem großen Prozentsatz unserer Konfirmanden, be-

---

79) Angestellt von Pfr. B. Schlauck in Form von freiwilligen Aufsätzen zum Thema „Welche Gebote und Gleichnisse sind für das Leben nach der Konfirmation am wichtigsten?"

80) Knabentagebuch bei Eichele, Die religiöse Entwicklung S. 252 f.

81) Zur Verfügung das Verfassers.

82) Nach Bohne, Die religiöse Entwicklung S. 24 f.

sonders der höheren Schüler und Schülerinnen, festzustellen. Lily Braun[83]) gibt ein besonders deutliches Beispiel: Ähnlich wie Goethe als Knabe baut sie einen Altar, vor dem sie andächtig kniet: „Baldur nannte ich den Apollo (die auf den Altar gestellte Büste) und mit einer ersten instinktiven Auflehnung gegen die Schmerzensgestalt des Gekreuzigten betete ich den blühenden Gott des steigenden Lichtes an" — ein schlagender Beweis für die Hemmungen der religiösen Entfaltung durch das Erstarken des Intellektes; Ellen Keys Angabe, daß sie schon mit sechs Jahren gegen Gott Haß empfunden habe wegen der Forderung des „Sühnetodes" Jesu, verstärkt ihn.

Die Darstellung jeder der drei intellektuellen Typen des Konfirmandenalters hat gezeigt, daß im großen und ganzen bedeutende Hinderungsgründe für die religiöse Entwicklung vorhanden sind; sie liegen für die meisten Konfirmanden im Stillstand des intellektuellen Reifens und zum Teil schon für jene, jedenfalls aber für die in späterem Alter Eingesegneten in dem starken Einfluß des Intellektes auf die religiöse Reifung. —

§ 2. Die religiöse Entwicklung.

Buchmüller, einer der besten Kenner der Knabenseele, weist in seinem Buche „Der Knabe als religiöse Persönlichkeit"[84]) auf die wichtigste Vorbedingung für die religionspsychologische Erfassung des Knaben hin, wenn er fordert: „In erster Linie sollten wir den Körper unseres Zöglings kennen, vorab seine Nerven, seine Veranlagungen und damit seine Neigungen. Wie Erwachsenen der Reichtum, so kann Knaben das Gesundheitsübermaß ein Gesinnungshindernis sein." Die Konfirmandenaltersstufe ist bei den Volksschulknaben schon stark bestimmt durch die Vorpubertät. Der Drang zur Selbständigkeit und Selbstgeltung, das Erwachen des sexuellen Triebes bedingen seelische Veränderungen und starke Schwankungen. Depressionen, wie sie in klassischer Formulierung Th. Fontane in seinen „Kinderjahren"[85]) schildert, sind nicht selten: Der zwölfjährige Fontane war der bisher aus äußeren Gründen nie angefochtene Führer einer an sich recht wenig imposanten Schar von Knaben und hatte sich in dem Führer- und Siegerbewußtsein wohlgefühlt. Der Führer der aus sozial niedriger stehenden Kindern bestehenden Gegenpartei bringt ihm in Gegenwart von Zeugen eine Schlappe bei: „Ich war, vielleicht in kluger Wahl meiner Gegner, immer Sieger geblieben, hier hatte mich zum ersten Male eine Niederlage getroffen und so getroffen, daß an eine Wiederaufnahme des Kampfes gar nicht zu denken war... In schwermütiger Verfassung kam ich zu Hause an... Jeder auf Wiedergewinn meiner Herrschaft abzielende Gedanke war aufgegeben, so ganz und gar, daß ich Begegnungen nach Möglichkeit vermied und mich etwas ängstlich an den Häusern entlangdrückte. Schrecklicher Zustand. Ich war mit einem

---

[83]) Bohne S. 36.

[84]) Basel, 1917 S. 20.

[85]) Kapitel 17 und 18.

Male ganz klein geworden und fühlte mich geradezu unglücklich. Der muffige Bengel (Fs. Gegner) stand immer vor meinen Augen." — Solche Konflikte zwischen dem wachsenden Selbstbewußtsein und der Umwelt finden sich in den verschiedenen Variationen im Leben des Zwölf- bis Vierzehnjährigen sehr häufig; sie erzeugen eine Art von Minderwertigkeitsgefühlen, die die Sicherheit und Freudigkeit stark herabmindern und damit auch dem kirchlichen Unterricht wichtige Grundlagen für die seelische Beeindruckung rauben. Die sicher recht häufig vorkommenden Niederlagen im Kampf mit den Trieben, besonders mit dem erstarkenden Geschlechtstriebe, tragen ihr Teil dazu bei, daß das „Gesundheitsübermaß" oft ein „Gesinnungshindernis" wird, besonders, wenn der kirchliche Unterricht in spätere Zeit fällt, wie bei den meisten höheren Schülern. Bei den Mädchen ist in diesem Alter die Lage hinsichtlich der körperlichen Disposition keineswegs günstiger. Der körperliche Reifungsvorgang übt in noch stärkerem Maße seinen Einfluß auf die seelische Verfassung aus und verursacht eine seelische Unruhe und vielfach auch Ablenkung durch körperliche Bedingtheiten, welche der religiösen Beeinflussung und ruhigen Entwicklung hinderlich sind. Besonders erschwert wird bei beiden Geschlechtern die religiöse Beeinflussung durch ihre Haltung den Erziehern gegenüber.

Die Konfirmandin wird mit dem Beginn der Reife ein für die Umgebung oft recht schwer verständliches Menschenkind. Innenleben und Außenleben sind zwei verschiedene Welten, haben oft kaum Ähnlichkeit; in der Stellung zu den innerlichen Fragen des Lebens tritt der Frühlingstaumel der jungen Seele mit elementarer Gewalt in den Vordergrund und bemächtigt sich des Mädchens so stark, daß es gegenüber den äußeren Einflüssen oft abgeblendet erscheint und andererseits außerordentlich empfindlich und kritisch den Erziehern gegenübersteht. Die sexuelle Entwicklung wirkt wie eine Flut, welche dem Beobachter bisher deutliche Untergründe verdeckt und das junge Mädchen hinausträgt auf das Lebensmeer, ohne Orientierungsmöglichkeit, hilflos und einsam, meist ohne Vertrauen zu Eltern und Erziehern — oder dreist, unsicher und geneigt, sich erotischen Neigungen hinzugeben. — Auch das Mädchen wird von äußeren Angelegenheiten sehr stark beansprucht, der Geltungsdrang, der sich in Eitelkeit aller Art zeigt, ist für viele Konfirmandinnen schon Lebensbedürfnis geworden und entspricht dem individualistisch-egoistischen Charakter dieser Entwicklungsperiode. Das bedeutet aber auch für die religiöse Unterweisung ein großes Hindernis.

Die Knaben gelangen immer mehr zu Selbständigkeit dem Konfirmator gegenüber und bieten der Beeinflussung immer stärker werdende Widerstände. Andererseits bleibt der Einfluß von Kameraden und oft nur wenig älteren „Vorbildern" in Geltung, wächst meistens sogar und oft nicht im besten Sinne durch Imitation des Halbwüchsigen, sodaß wörtlich Schillers Worte gelten: „Wie er räuspert und wie er spuckt, das habt ihr ihm glücklich abgeguckt." — Das Betragen schwankt zwischen großer Rücksichtslosigkeit und Ritterlichkeit und ist oft ungeeignet, Sympathien bei den

Erziehern zu wecken, aber auch nicht dazu angetan, die Jungen zum Verständnis für seelische Konflikte und zu Entscheidungen gegen den Instinkt und den zwar ungeschriebenen, aber doch sehr bestimmt festgelegten und allbekannten Kodex der „Jungenehre" anzuleiten. — Ohne Zweifel ist der Durchschnittskonfirmand auch dann und wann einmal zugänglich für ein gemütvolles Wort, er kann sich auch erstaunlich verständig zeigen, das hindert aber nicht, daß er wenige Minuten später aus halsbrecherischer Höhe von einem Baume die Beine baumeln läßt und in Gemütsruhe Zigaretten raucht. Sein Geist beschäftigt sich im allgemeinen wesentlich mehr mit realen Dingen, z. B. technischen Errungenschaften, als mit religiösen oder gar dogmatischen Fragen. Diese Tatsache wird durch hier und dort zu beobachtende stärkere Empfänglichkeit für religiöse Eindrücke im Blick auf das Gesamtbild nicht entkräftet. — Für beide Geschlechter bedeutet also die körperliche Reifung während der Konfirmandenzeit eine beachtliche Behinderung der religiösen Entwicklung; ihre Stetigkeit ist fortwährend gefährdet durch seelische Schwankungen, die sich zwischen dem „Himmelhochjauchzen" und „Zu-Tode-Betrübtsein" bewegen. Der Glaube der Zwölf- bis Vierzehnjährigen ist bestimmt durch die beim Knaben und Mädchen gleichermaßen, wenn auch nicht gleichmäßig schnell, fortschreitende Reifung der Phantasiekraft und ihre starke Abnahme gegen das Ende des Zeitabschnittes. Der Sinn für Reales wächst entsprechend der Abnahme der Phantasie; den Beweis erbringen Beobachtungen über die Auffassung von Gleichnissen bei Konfirmandinnen[86]): Verstanden sind nur solche, die Anknüpfungen an das im Leben des Kindes realisierte Leben bieten, wie das vom verlorenen Sohn und vom barmherzigen Samariter, das Gleichnis von den zehn Jungfrauen ist nur als Bild erfaßt, das Verständnis für das Symbolhafte, für die Eschatologie fehlt völlig. Bei den Knaben macht sich geradezu ein Wahrheits- und Wirklichkeitsfanatismus bemerkbar, der meist „Wahrheit" des religiösen Stoffes mit „Wirklichkeit" im Sinne historischer Genauigkeit gleichsetzt. — Er ist an sich zweifellos ein starker sittlicher Impuls, aber im Zusammenhang mit dem Nachlassen der Phantasie, jener wichtigen Stütze für jede religiöse Apperzeption, stellt er häufig ein hemmendes Moment dar, weil er leicht zu ödem Realismus und damit zum Feinde der Religion und Frömmigkeit wird.

Der Inhalt des Glaubens dieser Altersstufe ist in erster Linie der Glaube an den Ersten Artikel des Katechismus: Gott „fehlte mir wohl nicht, er saß in den Wolken in dem alten freundlich gelben Licht. Aber wenn man es genau untersucht hätte, so hätte sich gezeigt, daß er lebte durch mein Wohlwollen. Ich war es, der die alten Beziehungen aufrecht erhielt, denn ich war ein guter Junge; und ich erwartete seine Gegenleistungen. Ich sprach: „Wenn mich der Herr behüten wird auf allen meinen Wegen, so soll der Herr mein Gott sein. Und ich will ihm ein Bethaus bauen." Jedenfalls

---

[86]) Pfr. B. Schlauck, vgl. Anmerkung 79; vgl. auch Busemann, Zur Psychologie der kindl. Religion in Blätter für die Fortbildung des Lehrers Jahrgg. 1914.

würden wir uns gut stehen bei diesem Handel". Kabisch[87]) zeichnet mit diesen Worten ein sehr lebenswahres Bild von der religiösen Einstellung des Knaben im Konfirmandenalter, sie läßt sich für das Verhältnis zu Gott auf die Formel bringen: do ut des! — H. Schreiber[88]) glaubt feststellen zu müssen (für evangelische Kinder?): „Was sie uns von dem Himmel und der Hölle zu sagen haben, das zeigt sie noch in einer großen Naivität." Abgesehen davon, daß gerade diese beiden Begriffe stark zu mythologisch-kindlichen Vorstellungen räumlich-körperlicher Art reizen, widersprechen dem Verfasser auch verschiedene von ihm angeführte Äußerungen, wie die aus dem erdkundlichen Unterricht entlehnte: „Die Hölle ist der immer heiße Erdkern" und die religionspsychologische Betrachtung: „Jede Zeit hat sich ihr Bild von der Hölle gemacht" und etwa folgende spiritualisierende Äußerung: „Die Qualen der Hölle sind ein aufreibendes Schwanken zwischen Hoffen und Bangen. Sie bestehen nicht in einem Schmachten nach Essen und Trinken, sondern in fortwährenden Beängstigungen des Geistes. Sie sind Trauer und Leid, das Gewissen nagt wie ein Wurm, Höllenqualen sind grauenvolle Qualen." Daß solche Aussagen neben ganz kindlichen stehen, zeigt immerhin an, daß allmähliche Wandlungen der religiösen Vorstellungen vor sich gehen. Schreiber berichtet von Elf- bis Zwölfjährigen, die sagen: „So meinen die kleinen Kinder..." „Früher habe ich alles genau gewußt, aber jetzt nicht mehr." Ältere entscheiden: „Niemand weiß, wo der Himmel ist." Jedenfalls ist der religiöse Besitz stark ins Wanken geraten und eine Unsicherheit offenkundig. Beide Beispiele, Kabischs wie auch Schreibers, zeigen keine Spuren von persönlicher Beziehung zu dem „lebendigen" Gott; die Äußerungen, welche vom „lieben Gott" sprechen, sind vielfach nur Anwendungen eines aus Kindertagen gebliebenen Terminus, ohne die früher vielleicht damit verbundene persönlich-kindliche Beziehung zu Gott. —

Diese Erscheinung tritt deutlich zutage in der Auffassung der Konfirmanden von der Sünde. Für die meisten gilt die alttestamentliche Auffassung: Sünde ist gleichbedeutend mit Übertretung der Gebote. Das Urteil Friedr. Paulsens[89]) trifft zu: „Es lag an den Dingen, nicht an der Behandlung im Unterricht, daß sie keinen Eingang fanden. Und freilich, was weiß ein Knabe von Sünde und Gnade... sie wurden hingenommen ohne Reflexion und Widerwillen, mehr nicht." — Niemand wird bestreiten, daß es auch schon im Konfirmandenalter Kinder gibt, welche ein Empfinden für den tieferen Sinn dieser Begriffe haben, aber diese Feststellung beweist für die große Mehrheit nichts, sie ist noch weit davon entfernt, „Sünde" anders sich zu definieren, als „Tun, was Gott nicht will" ebenso wie „Ungehorsamsein" für sie bedeutet: „Tun, was die Großen nicht wollen" aus Gründen, die meist in dem „Nichtwollen" gesucht werden. Nach dem vorher Gesagten kann diese Anschauung nicht wundernehmen, denn da, wo die leben-

[87]) „Gottes Heimkehr". Göttingen 1920 S. 16.

[88]) Der Kinderglaube. Beiträge zur Kinderforschung und Heilerziehung Heft 53.

[89]) Nach Bohne, Die religiöse Entwicklung im Jugendalter S. 18.

dige Beziehung zu Gott fehlt, kann auch kein Bewußtsein für die Bedeutung der „Sünde“ als Aufhebung der Gemeinschaft mit Gott in der Einheit mit seinem Willen vorhanden sein! Das Bewußtsein von der Wirklichkeit der „Gnade“ Gottes ist aber da unmöglich, wo nicht das Empfinden der Gottesferne in der Erkenntnis der persönlichen Sündhaftigkeit erwächst und das Verlangen nach der Nähe Gottes lebendig wird. Die Niederlagen im Kampfe mit den Trieben, besonders dem erwachenden Geschlechtstriebe, wecken höchstwahrscheinlich bei manchem Knaben ein Sündenbewußtsein in dem Erleben der Ohnmacht gegenüber der dunklen Macht im Menschen, aber nicht selten wird dieser Eindruck verwischt durch Überlegungen wie die: Wozu legt Gott diesen Trieb in mich, wenn er mich doch nur zum Sündigen veranlaßt, oder gar zu aussichtslosem, immer neuem Kämpfen mit meiner Natur? — Ähnliche Skrupel finden wir für die Mädchen in den Äußerungen M. v. Meysenbugs[90]) über die Erbsünde, die Verantwortung, welche der Mensch Gott gegenüber hat, wird viel weniger von dem Bewußtsein des Nicht-Sündigen-Dürfens als von dem „Gewissen“ her empfunden, das aber für das Kind sehr stark mit der Gesetzesskala zusammenfällt und durch die beiden Gesichtspunkte „Sünde“ und „Strafe“ bestimmt ist.

Dementsprechend gestaltet sich der Glaube an den Inhalt des ersten Artikels. Gott ist der Gott der Gebote. Bezeichnend schreibt der Verfasser der Autobiographie „S“: „Aus all' diesem kann man sehen, daß wir nur das wahre Glück hier auf Erden, die reinste Freude erlangen können, wenn wir als kurzsichtige, schwache Menschen uns dem allwissenden und göttlich-weitblickenden Gott unterwerfen, d. h. seine Gebote unser Lebensziel sein lassen.“ Den Sinn der Gebote erklärt er sich — noch als durchaus religiös angeregter Siebzehnjähriger — so: „Gott wollte uns damit den Weg zeigen, wie wir wirklich glückliche Menschen werden können, wie wir das höchste Glück auf Erden erlangen könnten.“ Ähnlich äußern sich die Konfirmandinnen[91]). „Wer nun wirklich diese Herzensliebe, Höflichkeit (sic!) und Freundlichkeit zu seinem Nächsten ausübt, wird gewiß überall ein gern gesehener Mensch sein.“ Sie definieren so ihr Ideal, „ein gottesfürchtiges, zufriedenes, glückliches Leben“ führen zu können und das geschieht wenige Wochen vor der Konfirmation nach einem ernsten, biblischfrommen und weitgreifenden Unterricht. Offensichtlich geht bei den meisten Konfirmanden ihr Verhältnis zu Gott nicht hinaus über den Legalismus und ihr Frömmigkeitsstreben nicht über den Eudämonismus.

Das Verständnis für Gottes Heilsplan und -weg mit der sündigen Welt ist sehr gering. Oft hindert die stark entwickelte Selbstgerechtigkeit die Einsicht in die Notwendigkeit der Sündenerlösung. Wir finden ein treffendes Beispiel bei Kabisch[92]): „Timm“ wacht bei einem verunglückten Kameraden, während die Eltern — arme Arbeiter — müde und stumpf schlafen: „Ich

[90]) Memoiren einer Idealistin.

[91]) Pfr. B. Schlauck, Konfirmandinnenaufsätze.

[92]) Gottes Heimkehr S. 29.

fühlte, daß ich besser war, ich und meine Eltern. Der tapfere Vater, die zarte Mutter, die zu Hause ihr Teil besorgten, aber ohne Umstände bei der Hand waren, wo es galt, andern ihre Last bequemer zu rücken. Und so nun auch ich. Ein tüchtiges Geschlecht. Und ich vermaß mich selbst, daß ich fromm wäre und verachtete die andern." Dies an sich durchaus begreifliche Hochgefühl erster Taten wird zum Hindernis für die Erfassung der Realität des Begriffes „Sünde" und „Sündhaftigkeit". — Eine unerwünschte Verstärkung erfährt diese Sicherheit und Unempfindlichkeit gegenüber der Sünde durch das Unverständnis für den Sinn der Rechtfertigungslehre. „Timm"[93]) ist es „sehr willkommen gewesen, daß er von den ersten mißverstandenen Sprüchen aus der Kinderzeit, der Schule oder woher sonst, von vornherein die Gnade Gottes in Petto hatte". „Es war mir aus diesen viel zu früh empfangenen Unterweisungen so sicher, der Glaube, den ich doch zweifellos besaß, mache mich gerecht, daß ich im Grunde eine wirkliche Besorgnis vor etwa nachteiligen Folgen meiner Sünde nie gehabt habe. Ich weiß es bestimmt zu sagen, ich habe wohl an den Zorn meines Vaters geglaubt über meine Sünde, ja, ich hätte mich vor ihm in den Boden hinein schämen können, aber nicht an den Zorn Gottes. Ich habe mich in jenen Zeiten vor Gott im Grunde nie geschämt... Ich besaß die Rechtfertigung, noch ehe ich ihrer je bedurft hätte, und für die Gabe, die mir nichts gab, konnte ich nicht danken. Diese Lehre verhalf mir zu eherner Stirn." So erschütternd diese Feststellung ist, so wahrheitsgemäß ist sie — und allgemeingültig, denn wie sollte das anders sein bei der Unreife des Durchschnitts für den eigentlichen Sinn des Gnadenerlebnisses, welches hinter den Worten des üblichen Kindergebetes „Deine Gnad' und Jesu Blut machen allen Schaden gut" steht!

Das Ergebnis für die Analyse des Konfirmandenglaubens an den Ersten Artikel ist ein durchaus unbefriedigendes: Viel weniger persönlicher Glaube an Gott-Vater als Legalismus; viel mehr Eudämonismus als Bereitschaft, Gott aus Dank zu „dienen". Das Kernstück evangelischen Glaubens, die Vorbedingung für das Verständnis der Evangeliumsverkündigung in ihren beiden Polen Sünde und Gnade, in ihrer frohmachenden Botschaft von der Rechtfertigung, mangelt noch stark, ja ist bei dem Gros auf lange hinaus entweder verschüttet oder überhaupt nicht vorhanden. —

Die magischen und anthropomorphen Gottesvorstellungen schwinden im Zusammenhang mit dem Abnehmen der Phantasie, oft wird dieser Vorgang aber zu einem katastrophalen Zusammenbruch alles Gottesglaubens. — An die Stelle des massiven Kinderglaubens tritt bei normaler Entwicklung eine vergeistigende Auffassung der biblischen Stoffe und religiösen Begriffe. Nicht selten wird von Geweckteren aber nun alles spiritualisiert und schließlich jede reale historische und dogmatische Grundlage beseitigt. Diese Erscheinung ist schon recht oft um die Konfirmationszeit zu beobachten und mancher hat sich damit über die Kluft zwischen dem Kinderglauben und dem erwachenden Intellekt hinweggeholfen.

---

[93]) a. a. O. S. 47 f.

Die Auffassung von dem Inhalt des zweiten Artikels ist entsprechend den angedeuteten Mängeln im Verständnis für Gottes Heilsweg und die Rechtfertigung auch gering. Wiederum gibt Kabisch[94]) ein durch vielfache andere Beobachtungen bestätigtes treffendes Bild: „Und nun war der Sohn für uns gestorben und durch sein Blut die Sünde getilgt, das Erlösungswerk vollbracht. Dies Erlösungswerk war so ausschließlich in seinem Tod gegeben, daß das voraufgegangene Leben Jesu eigentlich in meinem Gedankenschatz keine Stelle gefunden hat. Ich habe mich wohl damit abgefunden, weil es ja eben zur Menschheit gehört, geboren zu werden und eine Weile zu leben, ehe man stirbt. Auch mußte er wohl Mann sein und manches Gute tun, um die Bösen auf sich zu reizen, daß sie ihn umbrächten. — Aber im übrigen blieb, trotz aller biblischen Geschichten, in dem Buch, das mir den Heilsratschluß Gottes und unsere Erlösung enthielt, das Leben Jesu ein leeres Blatt. Als Gott geboren, um am Kreuz zu sterben, das war das allgenugsame Opfer. Nun war aber auch alles abgetan. Alles." Die Heilsgeschichte in der Darstellung von Jesu Leben und Werk erscheint in der Vorstellung der allermeisten Konfirmanden wie ein Film, der eben abrollt, wie er zusammengestellt ist, dessen Ende schon beinahe am Anfang bekannt ist, nicht als das gewaltige Drama lebendiger Persönlichkeiten und gewaltiger Konflikte, dessen eine Person, Jesus Christus, unter dem heiligen inneren Müssen im Gehorsam gegen Gottes Heilswillen und aus der unbedingten Bereitschaft zu freiwilligem Sichopfern handelt. Wo kann da ein rechtes Empfinden für die Bedeutung der Passion des Heilandes lebendig sein und sich mit einigermaßen echter Überzeugung zu dem Satz bekennen: „Nun, was du, Herr, erduldet, ist alles meine Last..."? Meistens gilt vielmehr Krogmanns[95]) Erfahrung: „Ich habe die feste Überzeugung, daß keiner von uns sich in Wahrheit als verlorener und verdammter Mensch gefühlt hat... Ich weiß noch genau, wie ich damals in Gedanken oft zu mir sagte: „Was hast du denn nun eigentlich so furchtbar Schlimmes verbrochen, daß du gänzlich verloren und verdammt sein mußt?'"

In anderer Art äußert sich das Unverständnis für Jesu Erlösertat bei den ernst Strebenden. Sie versuchen durch Askese dem Kompensationsbedürfnis gegenüber der Erkenntnis einzelner Sünden — wohlgemerkt auch hier nicht etwa der Sündhaftigkeit — zu genügen. Sie „wollen nicht bei den Worten stehen bleiben, sondern die christliche Askese in Wirklichkeit üben und den Sieg des Geistes über das Fleisch erringen"[96]) und derartige Versuche werden mit allem Ernst und ganzer Rücksichtslosigkeit gegen die eigene Person durchgeführt, wie z. B. in einem dem Verf. bekannten Falle: Eine Konfirmandin steckt Steinchen in die Schuhe, um zu „büßen". — Aus

---

[94]) a. a. O. S. 50.

[95]) Religiöse Probleme aus der Konfirmationszeit. Monatsblatt für den evgl. Religions-Unterricht 1908 S. 302.

[96]) Zitiert nach Bohne S. 38.

Amalie Sievekings Kindheit ist ein gleichartiges Verhalten bekannt[97]). M. v. Meysenbug spricht einen für diese ernst Ringenden weithin geltenden Tatbestand aus: „Ich hatte noch niemals das Bedürfnis eines Mittlers und Erlösers gefühlt": Das Erlösungsbedürfnis ist ganz schwach und wird niedergehalten durch ein starkes Streben nach Selbsterlösung durch das primitiv-religiöse Mittel der Askese.

In einem gewissen inneren Zusammenhang mit dem noch schwachen Verständnis des Zweiten Artikels steht das Verhältnis der meisten Konfirmanden zu den Lehren des Dritten Artikels. Zwar wird die Lehre von der „Heiligung" als Maßstab für widersprechendes Verhalten der Verkünder religiöser Wahrheiten oft recht gut erfaßt[98]), aber der eigentliche Gehalt, die Forderung eines vom Geiste Gottes geheiligten Lebens, bleibt im allgemeinen ohne Bedeutung für die Lebensgestaltung. Das liegt, wie Bohne an dem Beispiel M. v. Meysenbugs zeigt, an der im Konfirmandenalter beginnenden Berührung mit anderen Wertgebieten; der junge Mensch will „den Sieg des Geistes über das Fleisch erringen", aber er fühlt „zu gleicher Zeit die Liebe zum Leben und zu allem, was es Schönes gibt, in voller Stärke in sich erwachen", der Lebensdurst, die Sehnsucht nach dem unbekannten Lande, der „Welt" der Erwachsenen, der das Lebensschiff sich nähert, wächst, je näher es ist, desto mehr zu innerer Unruhe und läßt das Ideal der persönlichen Heiligung und des Verzichtes verblassen unter dem Gedanken: Das alles, was sich verlockend vor dir auftut, sollst du verlassen, ohne es aus eigenem Erproben kennen gelernt zu haben?! — Die stark seelsorgerliche Einstellung des Konfirmandenunterrichtes, welche den Dritten Artikel im Lichte der Heiligung erscheinen läßt, und die entsprechende Auffassung der durch die Berührung mit verschiedenen Wertgebieten im Kampfe zwischen „Welt" und „Heiligung" individualistisch gerichteten Konfirmanden läßt die Auffassung des heiligen Geistes als des Schöpfers und Erhalters der „einen heiligen, allgemeinen christlichen Kirche" gar nicht aufkommen. Das Verständnis für „Kirche" und „Gemeinde" ist sehr gering. Das ist aber ein überaus einschneidender Mangel für das gesamte zukünftige Werden, dessen Stetigkeit nach menschlichem Ermessen von dem Wachsen im Schoße der Gemeinde und im Rahmen der Kirche abhängt, denn es kann nur dort vor Verkümmerung wie vor einseitiger Hypertrophie in kleinen, im üblen Sinne exklusiven Kreisen und Sekten bewahrt werden.

Die Äußerungen der Frömmigkeit im Gebet zeigen, soweit sie von Geweckteren stammen, das Hinflüchten zu Gott um persönlicher Not willen infolge der inneren Spaltungen. Zahlreiche Beispiele bei Eichele beweisen, daß ein „Nichterhörtwerden" zum Verzagen an der Kraft des Gebetes führen kann. Für den Durchschnitt der Konfirmanden gilt aber, daß sie weder von der Kraft des Gebetes noch von den Konflikten des Beters viel erfahren; sie

[97]) „Ein Weltkind Gottes" Amalie Sievekings Werden und Werk von Helene Matthies. Hamburg 1927 S. 25.

[98]) Z. B. Richters, Schurzs und H. A. Krügers Äußerungen S. 29 f.

üben zum großen Teil das Gebet gewohnheitsmäßig und ohne viel Reflexion. Der Inhalt der Gebete ist noch über die Konfirmation hinaus auch bei Jugendlichen in frommer, kirchlicher Umgebung vielfach durch eudämonistische Züge mitbestimmt, wie folgende, dem Verfasser vorliegende Tagebuchäußerung eines fünfzehnjährigen Mädchens zeigt, die nach dem mystisch-ästhetischen Erleben eines Festgottesdienstes sich in Gebetsform äußert: „Großer Gott, ich bin nicht wert solcher Gnade, und doch ist es herrlich, sie zu besitzen. Du hast mir durch schwere Stunden geholfen und meine Wünsche erfüllt. Ich hoffe und harre, du wirst mein Gebet auch einmal ganz erhören." —

Nicht selten beobachtet der Konfirmator im Unterricht eine Gleichgültigkeit und Unbeteiligtheit bei gemeinsamen Gebeten. Die jahrelange „Übung" im Schulgebet und Abend- und Morgengebet mit seiner stundenplanmäßig festgelegten, regelmäßigen Wiederkehr hat abgestumpft und gleichgültig gemacht oder Abneigung geweckt, die Umstellung der Gedanken auf das freie Gebet des Pfarrers ist nicht leicht und die Gewohnheit, der ärgste Feind alles geistigen und geistlichen Lebens, macht zu innerer Teilnahme am gemeinsamen Gebet träge. Leider übt diese Unlust auch auf die Neigung zum stillen Gebet hemmenden Einfluß aus und bringt so den Hauptnerv alles religiösen Lebens zum Absterben.

Zu den inneren Hemmungen treten äußere, nicht minder bedeutsame. In erster Linie ist es der Mangel an Förderung aus der Umgebung der Konfirmanden. Die modernen Arbeitsschulmethoden haben zweifellos großen Wert für die Aktivierung der Schüler, für die religiöse Unterweisung liegt aber eine gewisse Gefahr unverkennbar zutage. Vorwerk hat schon lange, bevor die Arbeitsschulgedanken in weiteren Kreisen aufgenommen und verwirklicht wurden, in seiner „Kinderseelenkunde"[99]) auf sie hingewiesen; er hat Bedenken dagegen, im religiösen Unterricht das Kind zuviel „selbst finden" zu lassen: „Dadurch wird die eindrucksfähige Bildsamkeit des Gemütslebens verhärtet, der Zusammenhang mit den unbewußten Quellen ewiger Wahrheit wird gelöst, das Kind wird selbstherrlich, kritisch, anspruchsvoll, ehrfurchtslos, es verliert die Willigkeit zu empfangen und hinzunehmen, die für den geistigen, sittlichen und religiösen Fortschritt mindestens ebenso wichtig ist wie die Willigkeit zu arbeiten und zu schaffen." Kein kritischer Beobachter wird sich diesen Einwänden entziehen können, denn in der Tat hat die Übernahme der Arbeitsschulmethoden auf den Religionsunterricht nicht nur die genannten Gefahrenquellen in sich, sondern die so religiös von der Schule erzogenen Kinder bieten auch einem von der Idee der Arbeitsschule überzeugten und in manchem einzelnen von ihr belehrten Konfirmator bedeutende Schwierigkeiten für eine seelische Beeinflussung der Konfirmanden, weil die Willigkeit, zu empfangen, d. h. religiöse Wahrheiten auf sich wirken zu lassen, — das sind — wohlgemerkt! — nicht Dogmen! — durch eine tat-

[99]) Kinderseelenkunde. 4. Aufl. 1914 S. 83.

sächlich vorhandene „Verhärtung des Gemütslebens" stark beeinträchtigt ist. Sehr häufig begegnet auch die Klage älterer Konfirmierter, daß der Unterricht auch durch den Geistlichen es nicht vermocht habe, die Darstellung aus der Vergangenheit in lebendige Gegenwart zu projizieren und daß er deshalb bei den Konfirmanden nicht die Vorstellung von lebensvoller Wirklichkeit geweckt habe, sondern die Meinung erzeugte, es handle sich um „Geschichte" oder gar „Geschichten" — Sagen.

Eine weitere Hemmung für ein Fortschreiten der religiösen Entwicklung im Rahmen der kirchlichen Unterweisung liegt in der zu geringen Beobachtung des Luthertextes der Bibel in den oberen Klassen der Volksschule und in den höheren Schulen. Es gilt hier nicht, in eine Erörterung einzutreten über das Für und Wider der Lutherübertragung vom methodischen Gesichtspunkte aus, auch nicht über die mehr oder minder verständliche Sprechweise unserer heutigen Bibelausgaben, sondern wir stellen die im kirchlichen Unterricht augenfällige Tatsache fest[100]: Durch die mangelnde Berücksichtigung des Luthertextes entwöhnen wir die Kinder der geprägten Form der frommen Sprache. Daraus ergeben sich für den Gottesdienstbesuch der Konfirmanden und auch der Erwachsenen bedeutende Schwierigkeiten für das Verständnis der Sprache der Liturgie und damit wird die Möglichkeit und die Freudigkeit zur Teilnahme wesentlich gemindert und der Zugang zur Gemeinde ungemein erschwert. Der wichtigen Aufgabe, den lutherdeutschen, liturgischen Charakter der Bibel zu pflegen und durch häusliche Aneignung einzuprägen, widerstrebt die moderne Methodik der Schule und schädigt durch einseitige Überbetonung des Erlebnismäßigen die religiös-kirchliche Entwicklung der Jugend weit über die Schulzeit hinaus. — Die früher übliche Art der Einprägung der sonntäglichen Perikopen mag viel zu der Ertötung innerer Teilnahme am Stoffe beigetragen haben; wer aber den Erfolg des gegenteiligen Extrems unbefangen betrachtet, der muß in ihm leider nicht geringe grundsätzliche Fehlerquellen entdecken, die geeignet sind, überhaupt garnicht erst die Möglichkeit zu kontinuierlicher Entwicklung etwa empfangener religiöser Eindrücke aufkommen zu lassen. Für höhere Schulen ist die Lage seit jeher noch wesentlich ungünstiger, Religion ist „Nebenfach" und wird schon sehr früh als „Religionsgeschichte" getrieben, sodaß keine Aussicht auf stärkere religiöse Erfassung der Schüler besteht. Keine Altersstufe bedarf aber so sehr der Pflege keimender Anlagen durch den Erzieher in der Bereitschaft zum Mitgehen und Weiterführen. Gerade im Konfirmandenalter möchte der junge Mensch, besonders der Knabe, Religion als Diesseitssache, als Wirklichkeit und nicht als Geschichte oder als etwas Diskutierbares und Reproduzierbares erfahren. Dazu gehören in Schule und Haus Erzieher mit Verständnis und Zeit für den Werdenden, aber das ist und bleibt eine der größten Nöte: solche Kräfte und Persönlichkeiten sind selten! — In der Familie fehlt meist die religiöse Tradition als tragfähiges Moment der kirch-

[100]) Vgl. Th. Heckel, Zur Methodik des evang. Religionsunterrichts S. 76.

lichen Erziehung, die Kultusübung ist in verhältnismäßig ganz geringen Fällen Ausübung des frommen Bedürfnisses, meistens höchstens ein Nachkommen dem Althergebrachten, oft fehlt auch dies. M. a. W.: Die Umgebung versagt zumeist in der entscheidenden Zeit und versäumt die Förderung der religiösen Entwicklung.

§ 3. Die sittliche Entwicklung.

Die ethische Struktur der Knaben und Mädchen zeigt zweifellos ein wesentliches Wachstum im Konfirmandenalter. Im Zusammenhang mit dem Reifen des Intellekts nimmt auch die Einsicht in die sittlichen Bedingungen zu und es ist unter den Konfirmanden manch ein Streiter um Reinheit, Recht und Sitte. Die Gesichtspunkte sind allerdings im wesentlichen individualethisch. Die „Sünde" wird vielmehr als persönliches Manko und als ein Mißverhältnis allein Gott gegenüber aufgefaßt, der Sinn für „Schuld" als tätiges oder untätiges Vergehen gegen die Gemeinschaft fehlt noch meistens. Eine Untersuchung über das Verständnis der Gebote zeigt, daß das neunte und zehnte Gebot mit ihren speziellen Forderungen rechten Gemeinschaftsbewußtseins in der Welt der sittlichen Begriffe der Konfirmanden keine Rolle spielen, sie werden nie unter den „wichtigen" aufgeführt. Wenn auch damit durchaus nicht behauptet werden soll, daß es noch keine sozialethisch bestimmten Handlungen gibt, so steht doch fest, daß sozialethische Gesichtspunkte noch sehr schwachen Einfluß ausüben.

Überhaupt deckt sich die Art der sittlichen Entwicklung viel weniger mit dem Begriffe der „Ethik" als mit dem Terminus „Moral". Die Verkündigung Jesu wird oft von den Kindern als Lehre bezeichnet und von seinem „Vorbild, welchem wir nachstreben sollen," ist die Rede. Auch die Predigt wird unter dem Gesichtswinkel der Lehre, der „Moral von der Geschichte" angehört; ein ernstgesonnener Zwölf- bis Dreizehnjähriger sammelt z. B. unbeeinflußt „Lehren aus Andachten, Predigten usw." [101]). Es liegt dem Kinde zwar sehr wenig, moralische Betrachtungen zu hören oder zu lesen, aber es wandelt einen großen Teil des religiösen Stoffes in „Moral", in Abstraktionen und Lehren um. Dabei weist die Beobachtung oft darauf hin, daß dieser Prozeß eher eine Verflachung als eine Vertiefung bedeutet insofern als nicht selten neben starkem Moralismus ein durchaus nicht moralisch bestimmtes Handeln zutage tritt. Diese Feststellung gilt für Knaben und Mädchen und weist auf die Tatsache hin, daß das sittliche Verhalten noch weit davon entfernt ist, eine bestimmte Prägung zu zeigen, eine gewisse Festigkeit zu haben.

Man kann dem entgegenhalten, daß doch nicht selten ethischer Rigorismus bei den Kindern feststellbar ist. Diese an sich durchaus erfreuliche Tatsache ist aber auch ein Beweis für die Unsicherheit der eigenen ethischen Position, eine Schutzwehr gegen das eigene Ich, der Kampf um die Ab-

[101]) Zur Verfügung des Verfassers.

tötung der vielköpfigen Hydra widerstreitender Impulse aus der Berührung mit an sich indifferenten Wertgebieten. Vielen Mädchen ist z. B. das achte Gebot „am wichtigsten", es ist für sie die schwerste Position, die Stelle des heißesten Ringens[102]). Konflikte dämmern auf und erschüttern, je deutlicher sie werden, desto mehr die Seele der Kinder. Sittliche Forderungen und moralische Lehren stoßen sich auf engem Raume mit der harten Wirklichkeit. Oft heißt die Antwort von Konfirmanden auf die Frage, wie sie sich die Zeit nach der Konfirmation vorstellen: es beginnt ein „neues, sorgenvolles und selbstbedachtes Leben"[103]), der „Ernst des Lebens" fängt an. Aus solchen Äußerungen klingt deutlich die innere Unsicherheit heraus, eine mehr oder minder starke Besorgnis vor dem „Selbstbedenken"-Müssen, vor der Verantwortlichkeit. Das Verständnis für die zahlreichen Konfliktsmöglichkeiten erwacht. Eine Konfirmandin, Kind einfacher Leute, spürt das: „Im Warenhaus liegen oft Sachen zur Schau, die man gerne haben möchte. Unwillkürlich suchen die Augen den verlockenden Gegenstand. Die Versuchung ist groß". Bei Behandlung des Lügens begegnet dem Konfirmator oft erstaunlich viel Verständnis der Mädchen für die Konflikte der „Geschäftslüge", welche Verkäuferinnen in Ausübung ihres Berufes auszusprechen sehr oft versucht werden und nicht selten findet man auch schon ein Bewußtsein für die eigene Verantwortung gegenüber dem indirekten Zwange zur Unwahrheit. — Bei Knaben findet sich das Empfinden für derartige ethische Konflikte wohl weniger ausgeprägt.

Jedenfalls greifen die ersten Eindrücke von Widersprüchen und Widerständen stark ein in das Leben des Konfirmanden. Besonders gefahrvoll ist diese Wandlung deshalb, weil die Zeit der Vorherrschaft von halbbewußtem, instinktartigen Fühlen und Wollen vorbei ist und im ganzen der Aufbau einer sittlichen Gesamtanschauung durch allgemeine Gedanken und Grundsätze meist noch stark im Rückstande ist. Einen Beweis dafür gibt die immer wiederkehrende Beobachtung, daß die positive Forderung der Gebote, welche in ihrer negativen Form Konfirmanden zu der Anschauung verleiten: „In diese Lage werde ich hoffentlich nicht kommen", d. h. das 5., 6. und 7. Gebot, meist überhaupt nicht verstanden wird. Auf einzelnen Gebieten ist eine oft erstaunliche Reife zu prinzipieller selbständiger Beurteilung unverkennbar, z. B. bei städtischen Konfirmanden, welche sagen, sie wollen möglichst Zeitungen aller Richtungen lesen, um ein gerechtes Urteil zu bekommen, aber aufs Ganze gesehen steht die sittliche Entwicklung zur Zeit der Konfirmation an einer gefahrvollen Stelle des Niederbruchs und des langsamen, oft auf lange Sicht nicht vollendeten Neubaues auf der Grundlage eigener sittlicher Anschauung. Gerade jetzt wäre verständnisvolle Mithilfe nötig, gerade jetzt hört sie aber vielfach für den jungen Schulentlassenen ganz auf! —

---

[102]) Vgl. Konfirmandenaufsätze zum Thema „Welche Gebote und Gleichnisse sind für das Leben nach der Konfirmation am wichtigsten?"

[103]) Ebenda, ebenfalls die folgenden Äußerungen.

§ 4. Die proletarischen Kinder.

Die Verlassenheit an der Schwelle entscheidender sittlicher Wandlungen und religiöser Entwicklungsmöglichkeiten und -notwendigkeiten macht sich in geradezu katastrophaler Form beim proletarischen Konfirmanden geltend. Unter den besonders früh eintretenden Begegnungen mit der rauhen Wirklichkeit läßt die Phantasie sehr schnell nach, das Spiel hört auf und an seine Stelle tritt oft die Übernahme einer Arbeit, einer sog. Nachmittagsstelle. Bei den Jungen wird damit der Sinn für Geldverdienen wach und die Gefahr des Materialismus im Trachten danach und im oft nicht zweckmäßigen Ausgeben des Erworbenen tritt früh auf. In der freien Zeit treibt sich der Junge herum und hält sich zu den Halbwüchsigen, ahmt ihre Manieren nach, lernt von ihnen Flegeleien und Frechheiten, natürlich auch das Rauchen. Er besucht eifrig das Kino und erhitzt seine Phantasie an den sensationellen und oft unwirklichen Darbietungen des Films. Das alles ist zunächst mehr Nachahmung der „Großen", zu denen man sich als Verdienender rechnet, und Nachreden von Gehörtem — der Beobachter kann erschütternde Feststellungen über das Vorhandensein parteipolitischer Phraseologie schon bei Schulknaben machen — auch Nachäffen von Gesehenem — „das Verhältnis zu den Mädchen wird gelegentlich auch schon galant, man hat eine Braut, der man Briefe schreibt und mit der man sich trifft und allerlei schöne Reden wechselt. Freilich ist man dafür noch nicht wesentlich interessiert, man äfft nur spielerisch die Großen nach"[104]). Aber im allgemeinen bereitet sich hier schon eine verhängnisvolle Entwicklung vor, die zum mindesten eine starke Gleichgültigkeit gegenüber religiöser Beeinflussung erzeugt. Mag auch das proletarische Mädchen in mancher Hinsicht weniger für Umwelteinflüsse, wie sie der Knabe erfährt, inklinieren — schon die vielfach mehr häusliche Beschäftigung in fremder, meist günstigerer Umgebung macht das wahrscheinlich — so wird dieser Vorsprung oft reichlich aufgehoben durch die mangelnde Zartheit in der Behandlung ihrer eigensten und oft sie stark beschäftigenden Angelegenheiten seelischer und körperlicher Natur — von den leider nicht seltenen Angriffen auf die Unberührtheit durch Schlafburschen, ja durch eigene Angehörige ganz zu schweigen! Die proletarischen Kinder treten für wenige Stunden während des Konfirmandenunterrichtes in eine völlig andere Welt, es kommt bei ihnen leicht zu dem „frommen Mißverständnis", „daß es so eine Art erbaulichen Nebel gibt, in dem man sich dann bewegt, wenn man die Dinge anders ansieht, als sie sind. — Die Gefahr ist jedenfalls da, daß das Buch, das unser Ohr dem Worte Gottes öffnen will, das Buch „frommer Worte", vieler seltsamer, schmückender, das eigentliche Leben verhüllender Worte — für den Sonntagsgebrauch oder als Dekoration bei besonderen Gelegenheiten — verstanden wird"[105]). Die besseren Elemente flüchten sich in ein religiöses Scheinleben, sie führen ein Doppelleben, aber

104) Vgl. G. Dehn, „Großstadtjugend" S. 144.

105) Hermann Schafft, „Die Bibel im Konfirmandenunterricht" in Evangel. Jugendführung Heft 4 1929 S. 111ff.

meistens siegt das unreligiöse, ja das gottlose über das ja nur zu kümmerlich gepflegte religiöse, das selten eine wirkliche Lebenskraft entfalten kann. Die allgemeine Feststellung, daß die dringend nötigen Pfleger für die jugendliche Entwicklung fehlen und sie damit gefährdet ist, wird für die proletarische Jugend dahin erweitert, daß Pflege überhaupt nicht zu erwarten ist, sondern meistens die Umwelteinflüsse erdrücken und zerstören, zum Verkümmern verurteilen, was zum Licht empor will. — Eine furchtbar ernste, aber vom jugendpsychologischen Gesichtspunkte aus nicht zu umgehende Feststellung. Einen Segen von Konfirmandenunterricht und Konfirmation kann man da nur erwarten, eine Hoffnung auf ein Weiterkeimen der in so überaus ungünstigen Boden gesäten Aussaat nur noch setzen auf ein göttliches Wunder. Hier bricht die allgemein vorhandene Konfirmationsnot in ganzer Furchtbarkeit auf.

§ 5. Das Landkind.

Angesichts der akuten, besonders krassen Situation beim Proletarierkinde ist man wohl geneigt, die Lage des Landkindes im Konfirmandenalter für wesentlich günstiger zu halten und wohl gar, weil ein großer Teil unserer Konfirmanden vom Lande stammt, die Not der Konfirmationspraxis nur für eine städtische Erscheinung anzusehen. Ohne Zweifel zeigt sich der oberflächlichen Betrachtung ein bedeutend vorteilhafteres Bild. Der Fall, daß ein Landkind direkt im Gegensatz zur Kirche und im Mißtrauen gegen den Pfarrer groß wird, ist selten, der Atheismus war offenbar in den letzten Jahren vor der nationalen Erhebung auch hier schon zutage getreten, aber er hatte noch im ganzen wenig Bedeutung gewonnen, die äußeren Hemmnisse für die religiöse Entwicklung sind zweifellos wesentlich geringer. Trotz dieser vom soziologischen Gesichtswinkel gewonnenen günstigen Eindrücke dürfen wir keinesfalls uns von ihnen in der Beurteilung der seelischen Lage im Konfirmandenalter beeinflussen lassen; die psychologische Untersuchung muß ihre eigenen Wege gehen.

Die intellektuelle Entwicklung schreitet im allgemeinen langsamer vorwärts als beim Stadtkinde[106]). Daher tritt der geistige Stillstand auch später ein und u. U. ist die Aufnahmefähigkeit während des kirchlichen Unterrichts noch im wesentlichen ungeschwächt; das ist ein vorteilhaftes Moment für den Unterricht, dem zwar weniger Vorstellungen als beim Stadtkinde, aber ein durch Naturverbundenheit reicherer und geschlossenerer Vorstellungskreis begegnet. Auch die Pubertät tritt etwa ein Jahr später auf als beim Stadtkinde, für das Landmädchen tritt die geschlechtliche Reife um das dreizehnte Lebensjahr ein und scheint bei der Mehrzahl nicht so einschneidende Bedeutung zu haben, wie bei den Stadtmädchen. Die Unterschiede in der intellektuellen Entwicklung, welche in der Stadt zwischen Knaben und Mädchen in dem schnelleren Voranschreiten der Mädchen bemerkbar sind, machen sich bei den Landkindern viel weniger bemerkbar, auch das Längenwachstum weist

[106]) Vgl. Dittmer, Evangelischer Konfirmandenunterricht 1929 S. 91.

nicht den bedeutenden Unterschied zwischen Knaben und Mädchen zugunsten der letzteren auf, wie in der Stadt. Im allgemeinen besteht also kein wesentlicher Unterschied zwischen den Geschlechtern, die Entfaltung der geistigen Fähigkeiten geht langsam weiter, aber häufig erreicht sie gerade während des Konfirmandenjahres einen unverkennbaren Stillstand, ja in nicht seltenen Fällen kann ein deutlicher intellektueller Rückschritt wahrgenommen werden. Besonders auffällig ist diese Tatsache in der rapiden Abnahme der Phantasiebetätigung, welche z. T. aus der Beteiligung an körperlicher Arbeit erklärlich ist, aber so allgemein in Erscheinung tritt, daß der Grund in einer Schwächung dieser geistigen Funktion liegen muß. Gerade die Abnahme der Phantasie bedeutet aber für das Landkind eine erhebliche Hemmung der Teilnahme am kirchlichen Unterricht. Eine gewisse Auseinandersetzung mit dem nahegebrachten religiösen Stoffe findet sich höchst selten, das Landkind steht ihm im allgemeinen unkritisch gegenüber, es fehlen ihm Anstöße und bedeutsamere Konflikte mit der Umwelt. Das bedeutet aber durchaus nicht immer einen Vorteil für die innere Verarbeitung, denn es mangelt so die Möglichkeit, in fruchtbarem Ringen religiöses Leben zu wecken und nicht religiöse Starrheit, sondern widerstandsfähige Frömmigkeit zu erzeugen. Die religiöse Entfaltung wird durch die unkritische Haltung der Kinder gegenüber dem Wunder besonders erschwert [107]), es mangelt meistens am inneren Verständnis für die Wundergeschichten des Neuen Testaments und man könnte sich über die stillschweigende Hinnahme freuen, wenn nicht offenbar die Aussicht für ein späteres besseres Verständnis von vornherein gering wäre. Die Beobachtung lehrt, daß die ohne innere Stellungnahme aufgenommenen religiösen Wahrheiten dem Ansturm der Gottesfeindschaft, die dem großen Prozentsatz der in die Stadt Abwandernden meistens sehr zeitig begegnet, nicht standhalten und umso leichter über Bord gehen, je weniger Halt sie beim ersten Einprägen gefunden haben. Auch für die in günstigerer — ländlicher — Umgebung Bleibenden ist die stillschweigende Hinnahme wohl nicht selten eher ein Hemmnis als eine Förderung, sie wächst sich nur zu leicht zur Gleichgültigkeit und Abstumpfung aus gegenüber dem Wunder, diesem im wahrsten Sinne „liebsten Kinde des Glaubens" [108]), dem lebendigsten religiösen Nährstoffe, oder aber zu einem massiven Aberglauben.

Die Gottesvorstellung behält bei den Landkindern auch im Konfirmandenalter stark anthropomorphen Charakter und die Folgezeit lehrt, daß dieser Zug naiver Religiosität langsam oder, vielleicht meistens, garnicht verschwindet. Das persönliche Verhältnis zu Christus ist kaum mehr als kindliche Heilandsliebe. „Nicht die Kindschaft Gott gegenüber, sondern das Lohnverhältnis ist religiös — sittliches Motiv" [109]). Diese Beziehung zu Christus schwindet entsprechend der im Laufe der Entwicklung wachsenden Abneigung

---

[107]) Vgl. zum Folgenden Leitz. R. G. G. 2. Aufl. 1. Band Spalte 1982 ff. und Bode und Fuchs, Psychologie des Landkindes.

[108]) Goethe (Faust 1. Teil. Cottasche Ausgabe 5. Bd. S. 29).

[109]) Dittmer, Evang. Konfirmanden-Unterricht S. 34.

der männlichen Jugend gegen alles Gefühlsmäßige ganz. Das bedeutet aber dann einen fast unersetzlichen Verlust für das religiöse Leben, seine völlige Verarmung. Entsprechend der geringen persönlichen Beziehung zu seinem Heilande ist auch das Verständnis des Landkindes für den Sinn der Erlösungstat Jesu gering. Der angeborene Stolz auf die eigene Rechtschaffenheit läßt ein echtes Schuldgefühl nicht aufkommen. Die Beziehung zwischen Gott und Mensch wird allgemein als Lohnverhältnis aufgefaßt und dies läßt keine starke Empfindung für die Notwendigkeit der Rechtfertigung aus Gnaden und wenig Verständnis für die Heilsmittlerschaft Jesu aufkommen.

Ist der Glaubensbesitz, an den Maßstäben evangelischen Christentums gemessen, noch recht gering, so wurzelt desto fester bei den meisten der Gespensterglaube verschiedener Schattierungen. Es mag richtig sein, was Dittmer schreibt: „Die Sinnbezogenheit auf die Objekte der Umwelt bewahrt die Kinder wenigstens, daß ihr Leben seelisch nicht so leer ist wie das mancher Stadtkinder in demselben Alter" [110]), aber kein Seelsorger vermag sich dieses Gewinnes zu freuen, denn die fast unüberwindlichen Hindernisse dieses Aberglaubens sind für die Entfaltung echter, lebendiger Frömmigkeit viel zu groß.

Das Ergebnis der Beobachtungen ist die allgemeingültige Feststellung: Das Landkind steht mit dreizehn bis vierzehn Jahren erst an der Schwelle der religiösen Entwicklung. Wir müssen dem als Grundlegung für die Behandlung des Konfirmandenunterrichtsproblems aufgestellten Satz Dittmers [111]), „daß die eigentliche religiöse und geistige Entwicklung des Kindes erst nach dem 14. Jahr einsetzt", und daß die Wahrscheinlichkeit für ihr Eintreten gering ist, restlos zustimmen.

Ein kurzer Blick auf die ethische Entwicklung zeigt ein nicht viel vorteilhafteres Bild. Die Bewährung religiöser Gesinnung wird durch den offenbaren Mangel an sozialem Sinn stark gehemmt. Der ererbte Zweckmäßigkeitssinn ist nicht geeignet, auf Anregungen zu ideeller Betätigung einzugehen und zur Erreichung sittlicher Hochziele anzuspornen. Die verhältnismäßig unkomplizierte Lebenssphäre gibt kaum Gelegenheit, durch Ringen mit Konflikten die ethische Spannkraft zu stärken. Zudem ist der Starrsinn häufig ein Hemmnis für die Übung christlicher Sittlichkeit; an ihm gehen oft alle Bestrebungen, das bessere Ich sprechen zu lassen, zugrunde. Die Sitte ist durch die althergebrachte bäuerliche Moral mit ihren wenig christlichen, desto stärker gesetzmäßigen Anschauungen, vor allem durch das „Tue recht und scheue niemand" bestimmt und beherrscht die Konfirmanden schon viel stärker als die erlernte Ethik.

Die sexuelle Entwicklung ist nicht, wie bei der Stadtjugend oft, eine Unruhe und allgemein sich auswirkende Umwälzung des seelischen Bestandes, sondern ermangelt in den meisten Fällen der seelischen Verfeinerung, ohne indes so gefährdet zu sein, wie bei den Proletarierkindern. Der Übergang

---

[110]) Evang. Konfirmanden-Unterricht S. 36.

[111]) Ebenda S. 41.

von der ersten Unruhe zur sexuellen Reifung ist, darin hat Dittmer[112]) zweifellos recht, „bestimmt in den tiefer stehenden Schichten ein ganz eindeutiger, wovon gelegentlich auch schon die Konfirmanden beeinflußt werden". Mögen auch alle diesbezüglichen Äußerungen nicht den Charakter schwüler Sinnlichkeit haben, wie in der Großstadt, sondern natürlicher aufgefaßt werden, — dem Auge des Konfirmators begegnen leider auch bei der Landjugend reichlich genug Anzeichen dafür, daß die sexuelle Sittlichkeit nicht selten schon jetzt gefährdet ist und sich viel öfter der vom evangelisch-sittlichen Standpunkte aus lasch erscheinenden ländlichen Geschlechtsmoral fügen, als den Normen evangelischer Sexualethik entsprechen wird. Ganz allgemein muß der Konfirmator bei seinen Konfirmandinnen wohl meistens die traurige Feststellung machen, daß ein recht beträchtlicher Teil von ihnen schon vor der Konfirmation mehr oder minder weitgehende sexuelle Erlebnisse gehabt hat — ohne Unterschied ihrer sozialen oder gesellschaftlichen, ländlichen oder städtischen Herkunft. Wie stark die sexuelle Gedankensphäre die Mädchen ausfüllt, ist m. E. aus den von Prüfer in seinem Buche „Wo die Großstadt anfängt" (Gütersloh 1928) abgedruckten Fragen der Mädchen ganz deutlich, reichlich die Hälfte sind geschlechtlich differenziert. —

§ 6. Ergebnisse.

Das Ergebnis der Untersuchungen über die Situation der Kinder im Konfirmandenalter ist trotz der Verschiedenheit der einzelnen Gruppen ein im ganzen durchaus einhelliges:

Die körperliche Entwicklung gelangt in das Stadium der sexuellen Reifung und behindert oft sehr stark das religiöse Werden.

Die intellektuelle Entwicklung erfährt eine starke Verminderung ihrer Schnelligkeit, beim Landkinde ist sie gegenüber dem Stadtkinde noch weiter zurück. Der Intellekt hat gegenüber der religiösen Reifung aber einen Vorsprung und hindert sie nicht selten.

Das religiöse Werden wird durch den Mangel an geeigneter persönlicher Führung, durch eine vielfach auftretende Verhärtung des Gemütslebens gegenüber religiösen Eindrücken, durch die unzulängliche Möglichkeit innerer Beteiligung am Gottesdienst der Gemeinde an kontinuierlicher Entfaltung gehindert. Der Legalismus und Eudämonismus, die mangelnde Sündenerkenntnis infolge starker Selbstgerechtigkeit und das geringe Verständnis für Gemeinschaft und Kirche und inneres Widerstreben gegenüber dem Leben in der Heiligung bieten innere Schwierigkeiten und hindern ihrerseits die Kontinuität. Die Umgebung versagt in den allermeisten Fällen in der Förderung religiöser und kirchlicher Erziehung.

Die ethische Reifung ist meistens autonom vorgeschritten und nicht religiös fundierte Sittlichkeit, sondern Moral geworden, es fehlt ihr die bestimmte Prägung und sehr oft ist sie nicht imstande, dem ins Leben

[112]) a. a. O. S. 38/39.

Tretenden einen genügend starken inneren Halt zu geben. Aber schon im Konfirmandenalter treten die Konflikte mit der Außenwelt und den erlernten Maßstäben hervor und bedeuten eine Gefahr in der Zeit zwischen Niederbruch und Neubau.

Die kirchliche Unterweisung im Konfirmandenunterricht hat also in jeder Hinsicht mit sehr bedeutenden Hindernissen zu kämpfen und es ist bei der Verwurzelung aller inneren Hemmnisse in der Reifung des jungen Menschen, also der Naturnotwendigkeit und Unausweichlichkeit dieser Erscheinungen, nach menschlichem Ermessen in den allermeisten Fällen überhaupt nicht mit einem größeren positiven Erfolge der Unterweisung und seelsorgerlichen Beeinflussung zu rechnen, die Annahme, daß es sich um die Erreichung eines gewissen Abschlusses der religiösen Entwicklung handeln könne, erweist sich als durchaus irrig. Das religiöse Werden befindet sich vielmehr bei den allermeisten erst in den Anfangsstadien und bedürfte einer erst nach dem üblichen Abschluß einsetzenden starken religiösen Führung, um nicht von vornherein die große Mehrzahl dem religiösen Stillstand und Verfall zu überantworten. Das Ziel, welches jeder Konfirmandenunterricht heute hat, zur persönlichen Beziehung zu dem Herrn der Kirche zu führen, ist im allgemeinen nicht von ferne erreicht und angesichts der vom jugendpsychologischen Gesichtspunkte aus sich offenbarenden gewaltigen Hemmnisse in dem Jugendlichen bis zu dem Zeitpunkt der Konfirmation schlechterdings unerreichbar.

II. Teil.

B. Die Konfirmation.

§ 1. Die Konfirmationsfeier.

Wie stellen sich nun die jungen Menschen zu dem Akte der Konfirmation selbst? Diese Frage kann am deutlichsten aus Selbstzeugnissen beantwortet werden. Wir haben dabei aber grundsätzlich auf die Aussagen zurückzugreifen, welche möglichst nahe an das Konfirmationserlebnis heranreichen, denn gerade diese Frage steht für viele Ältere so stark unter dem Eindruck späterer kritischer Einstellung, daß die Gefahr, ein schiefes Bild zu erhalten, recht groß ist.

Wir betrachten zunächst die zustimmenden Äußerungen. Eine Tagebuchnotiz einer fünfzehnjährigen Konfirmierten aus frommem, kirchlichem Hause sagt von der Feier: „... darauf folgte das Bekenntnis und der Empfang des Segens. Während dieser ganzen Zeit zitterte ich dermaßen, daß mein ganzer Körper bebte vor innerer Erregung". Ein anderes Mädchen schreibt[113]: „Als eine Art Ritterschlag empfand ich sie, bei der ganzen Feier dachte ich nur an den Augenblick, in dem die segnende Hand auch auf mir liegen würde". Auch sonst finden sich Äußerungen der Mädchen, welche den Segen

[113]) Bei Eichele S. 109.

in magisch-mystischer Vorstellung das Schönste nennen, sie erwähnen auch das Konfirmationsgelübde als „Eid", „Schwur" u. ä., aber fühlen sich durch seine Leistung keineswegs beschwert[114]). Für die proletarische Jugend gilt das bezüglich der Knaben noch in besonderem Maße. — Äußerungen innerer Bewegung finden sich auch bei den Knaben: Schweitzer bekennt[115]): „Die Konfirmation war ein großes Erlebnis für mich." Nicht selten äußern junge Menschen später: „Meine Konfirmation war mir eine wichtige Angelegenheit, bei der ich mir einer schweren, persönlichen, erstmals eigenen Entscheidung bewußt war"[116]). Ohne Zweifel wird die Einsegnung manchem Konfirmanden zum Anlaß, Entschlüsse für zukünftig intensiveres religiöses Leben zu fassen. Christine Holstein bezeugt das z. B. mit den Worten[117]): „Ich war von dem festen Entschluß beseelt, mit dem Tag der Konfirmation einen Strich unter mein bisheriges Leben zu machen". Aber den Stunden erhöhter Erregung folgt meistens wie bei Chr. Holstein die Enttäuschung: „Rauh aus meinem Himmelstraum gerissen, fand ich mich am Montag nach Palmarum wieder, in einem derben Kleide, mitten im Reinmachen. Ein brennendes Heimweh nach der Schule erfaßte mich, ich wollte nicht „groß" sein, nein! das Wort „Leben" hatte für mich einen Klang niederdrückenden Ernstes". — Auch Emil Frommel[118]) schildert diese Depression nach dem Hochgefühl bei der Konfirmation: „Und nun wieder hinein in das Alltagsleben, von der heiligen Höhe herab. Ich mußte mich erst wieder ins tägliche Leben finden... Wie vieles wird wieder überwuchert und erdrückt in einem fünfzehnjährigen Knaben". Die Schuld für dies Nachlassen liegt nicht so sehr im Mangel an „Treue", als vielmehr an dem Übersteigern der Ansprüche an sich selbst in der Hochspannung der Gefühle in der Konfirmation. Wenn schon vor neunzig Jahren über Ablenkung für die Konfirmierten geklagt werden mußte, wieviel mehr heute! — Damals konnte Frommel schreiben[119]): „Die Konfirmandenzeit hebt sich hoch aus der übrigen Jugendzeit heraus, sie ist eine Welt für sich, ein stiller Klostergarten mit Kreuzgängen und hohen Malvenstauden". „Es war diese Zeit eine ganz andere Welt, in der ich gelebt, oft herausgehoben in eine andere Lebensluft". Wie verschwindend wenige können heute noch das sagen! Welch gewaltiger Sturz aus jener Welt in die Wirklichkeit! Gewiß müssen und wollen wir der Jugend stets Hochziele vorhalten und es ist ihr innerster Beruf, ihnen nachzujagen, aber es bedeutet nicht Sammlung und Stille, wenn wir sie in Klostergärten der Unwirklichkeit führen und alle Realitäten ausschalten — daß die Konfirmanden nicht selten die kirchliche Unterweisung so ansehen,

---

114) Vgl. besonders Dehn, Die religiöse Gedankenwelt der Proletarierjugend. Berlin 1929 S. 23.

115) „Aus meiner Kindheit und Jugendzeit". München S. 35.

116) Eichele S. 109.

117) Von der Pflugschar in den Hörsaal S. 22.

118) Bei Bohne a. a. O. S. 74.

119) Bei L. Schneller, Konfirmandenerinnerungen. Leipzig 6. Aufl. S. 33.

ist ja gerade das Kreuz für den Konfirmator. — Besonders die Mädchen — und vielfach wohl die ernstesten — erwarten Wunder und Wandlungen von der Einsegnungshandlung wie z. B. die Äußerung[120]) zeigt: „Vor der Konfirmation glaubte ich schon immer, etwas unendlich Großes und Heiliges müsse über mich kommen, und an der Feier war diese Sehnsucht riesengroß in mir". — Wir müssen aber unter allen Umständen dafür sorgen, daß das rein Gefühlsmäßige nicht in der Konfirmation überhand nimmt — das ist vom religiösen und vom jugendpsychologischen Gesichtspunkte aus gleich ungesund, denn es erzeugt unheilbare Enttäuschung und lähmt den Schwingenflug nach dem jähen Sturze für lange Zeit, ja oft für immer! — Die Bedeutung eines derartigen religiösen Erlebnisses darf durchaus nicht überschätzt werden, Kügelgen[121]) sieht den Erfolg seiner eindrucksvollen Konfirmation ganz richtig, wenn er schreibt: „Im übrigen aber war ich unverändert geblieben, das heißt ein lieber, guter Junge in meinen eigenen Augen und wenn etwas von der Aussaat aufgegangen sein sollte, die ein treuer Lehrer damals in meine Seele legte, so würde dies doch erst einer viel späteren Periode meines Lebens angehören". — Etwas günstiger ist die Situation in den seltenen Fällen, in denen der Konfirmand persönliche Beziehung zum Konfirmator hat. Schneller bezeugt von seiner Konfirmation[122]) bei dem ihm nahegetretenen Geistlichen: „Nicht der Tag der Konfirmation war uns ja das Wichtigste gewesen, sondern die beständige Berührung mit ihm während des Unterrichts". Auch Kügelgen, der a. a. O. (S. 242) von dem Konfirmationsakte schreibt: „Diese innere Bewegung eines Mannes, der seine Empfindung sonst unter Schloß und Riegel hielt, ergriff mich mehr noch als die Worte, die er sagte, und sehr bald fand ich mich so tief eingetaucht in die Feier jener heiligen Stunde, daß ich auf Worte kaum noch hörte", beweist wohl, daß er von der Persönlichkeit des Konfirmators einen tiefen Eindruck empfangen hat. Der bleibende Wert liegt aber in beiden Fällen nicht in der Sache, d. h. in dem Ergriffensein von der Einsegnung als religiöser Handlung und ist deshalb für die seelische Bedeutung und religiöse Wirkung der Konfirmationspraxis durchaus gering zu veranschlagen. Nimmt man hier hinzu, daß bei den Mädchen sich vereinzelt persönliche Beziehungen zu dem Konfirmator finden, — Dehn[123]) zeigt das auch an Beispielen für die proletarische Jugend, — dagegen bei den Knaben außerordentlich selten (Dehn sagt sogar von den vielen von ihm Beobachteten „nie"), so wird das Bild keinesfalls günstiger.

Ein großer Teil der Konfirmierten spricht sogar seine Abneigung gegen die Konfirmation aus. Der gute Wille und die feste Absicht, sich mit Entschiedenheit den Forderungen des Konfirmationsversprechens gemäß zu verhalten, brechen zusammen in der rauhen Wirklichkeit: „Bei der Konfirmation kommt einem das Rechtsein so leicht vor und nachher ist es doch so

[120]) Eichele a. a. O. S. 143.

[121]) Jugenderinnerungen eines alten Mannes. München S. 243.

[122]) Konfirmandenerinnerungen. S. 25.

schwer"[124]). Die Einsegnung erfüllt nicht die Erwartung, welche man in sie gesetzt, und deshalb lehnt man sie ab wie einen Menschen, in dem man sich getäuscht hat — und zwar mit dem gleichen relativen Recht.

Viel schwerwiegender sind die Gründe, welche aus innerer Wahrhaftigkeit die Konfirmation ablehnen. Meistens sind es zwei Vorwürfe, welche der Institution gemacht werden, der eine empfindet die Konfirmation als Bestandteil überlebter Tradition, der andere lehnt sie als bürgerlich konventionell und ihres religiösen Gehaltes entleert ab.

Für die erste Auffassung gibt Gottfried Keller im 12. Kapitel des „Grünen Heinrich" ein autobiographisches Zeugnis: Die Konfirmationsantwort gibt er ohne innere Beteiligung, er hätte statt des „Ja" ein „Nein" sprechen müssen, wenn er ehrlich sein wollte, er kann sich dabei nicht des „Schreckens" erwehren, daß er, „so jung noch und unerfahren, doch einer so uralten Meinung und einer gewaltigen Gemeinschaft.. abgefallen gegenüber stand". Er ist am Abendmahlstage „schon in der Frühe guter Laune": „Noch ein paar Stunden und ich sollte frei sein von allem geistlichen Zwange, frei wie der Vogel in der Luft!" Mag man immerhin die dichterische Darstellung übertrieben finden — so ist doch die ablehnende Stellung der Konfirmation gegenüber bei kritischeren Köpfen aller Schichten nicht selten und auch auf früheren Altersstufen als bei den schweizer Konfirmanden (16 bis 17 Jahre) zu finden, auch wenn sie nicht ausgesprochen wird. Wie stark die Ablehnung bei der konfirmierten Jugend proletarischer Kreise und zwar schon im gleichen Jahre ist, beweisen mit erschütternder Deutlichkeit die vielen Äußerungen, welche Dehn zur Charakteristik der religiösen Gedankenwelt der Proletarierjugend anführt, sie sprechen es aus und noch öfter steht es hinter ihren Aussagen zu lesen: Kirche ist gleichbedeutend mit Kleinbürgertum und gehört mit ihm vergangenen Zeiten an. Konfirmation bedeutet den meisten Jungen garnichts und den Mädchen eine gefühlvolle Verklärung. — Der andere Grund zur Ablehnung aus innerer Wahrhaftigkeit ist die Erkenntnis der vielfach begegnenden Auffassung der Einsegnung als konventionell gefordert, ohne religiöses Bedürfnis. Ein Gymnasiast[125]) schreibt einige Zeit nach der Konfirmation: „Wenn ich jetzt noch einmal konfirmiert werden sollte, würde ich es nur deshalb zulassen, weil es zur Bildung gehörig genannt wird." Ein anderer stellt die Behauptung auf: „Konfirmation ist in der Form nebensächlich." Von ihrem inneren Gehalt weiß er nichts zu sagen. — Die Wirkung der Konfirmation kann auch bei denen nicht tief gehen, welche schreiben: Konfirmation und Abendmahl sind „ein Erlebnis von feierlicher Wirkung, wie wir es nicht nur bei religiösen, sondern auch bei anderen besonders erhebenden Handlungen haben".

Der tiefste Grund der Ablehnung ist aber die Auflehnung gegen die

---

123) Rel. Gedankenwelt S. 19.

124) Eichele S. 242.

125) Bei Römer, „Schwindender Kinderglaube" in Zeitschr. für Religionspsychologie I. Jahrgg. Heft 2.

persönlichen Forderungen der Konfirmation, welche als zu schwer und als Zwang, als Hemmnis für die freie Entfaltung aufgefaßt werden. Auch hier tritt das wesentlich in Erscheinung meist nur bei den mit 15 bis 16 Jahren Eingesegneten, aber es ist mit der Tatsache der erst dann durch Aufzeichnungen zu belegenden Abneigung nicht der Beweis erbracht, daß sie nicht auch schon bei früher Eingesegneten vorhanden ist, die Beobachtung weist vielmehr darauf hin. Aus dem Tagebuch eines Gymnasiasten [126]) entstammen folgende, bald nach der Einsegnung niedergeschriebene Äußerungen über den „Unsinn" der Konfirmation: „Obschon ich für meine Person den christlichen Glauben, in dem ich konfirmiert wurde, für Wahrheit hielt, war mir doch der moralische Zwang, mit dem wir dazu genötigt wurden, ohne die wirkliche Möglichkeit einer Ablehnung zu haben, unerträglich, umsomehr als ich fühlte, daß ich weder sittlich noch religiös reif sei, um eine so bedeutungsvolle und verantwortliche Entscheidung zu treffen". — Auch bei den konfirmierten Mädchen finden wir ähnliche Bekenntnisse: „Auch der Konfirmandenunterricht konnte mir leider so wenig bieten, daß ich ernste Gewissenskämpfe durchmachte und mir sagte, du darfst dich nicht konfirmieren lassen, du weißt ja nicht, was du versprichst, du bist noch nicht so weit. Dagegen sprach wieder die Scheu, das zu bekennen. Schließlich fand ich Trost in dem „mit Gottes Hilfe", das wir einfügen durften, und im Vertrauen darauf ließ ich mich doch konfirmieren" [127]). Wie groß die Erschütterung durch den Kampf mit der widersprechenden Stimme des Gewissens sein kann, das zeigt das von Bohne [128]) angeführte Beispiel Andrae-Romans: „So ging ich in höchster Aufregung in die Kirche", — entschlossen, vor dem Altar das Jawort zu verweigern, wenn er das Glaubensbekenntnis sprechen soll, — „auf die Frage: „Ist das euer aller Bekenntnis?" schwieg ich zwar, aber wie eine erdrückende Last lag es auf mir, daß ich mit der Ehrlichkeit doch nur gespielt hatte". — Ein anderes Zeugnis [129]) besagt: „Mit welcher Angst war ich bei meiner Konfirmation, ich hörte nichts von der Rede, ich sagte nur Gott immerfort, daß er sich nicht wundern sollte, wenn ich das Taufgelübde nicht hielte, ich könnte es nicht halten". Diese Angst ist nicht etwa nur eine Augenblickserscheinung — auch dann wäre sie schon schlimm genug — sondern es ist der Ausdruck schwersten Ringens um Wahrhaftigkeit und der Scham angesichts der Scheu, den Zwang abzuschütteln. Hier helfen uns keine Erörterungen über die Objektivität des Glaubens und über die Relativität des Bekennens — der junge Mensch kennt nicht — und darf auch niemals für sich kennen — derartige Ausflüchte, sondern er nimmt es ganz ernst mit den Forderungen, welche an ihn gestellt werden; es ist vom psychologischen

---

[126]) Wyneken im 1. Heft zu Stöckers Thesen zur Konfirmationsfrage 1900 S. 105 f. (Heft 11/12 der Hefte der freien kirchlich-sozialen Konferenz).

[127]) Vgl. Füllkrug, Zur Seelenkunde der weibl. Jugend 2. Aufl. 1913 Schwerin S. 118.

[128]) S. 78.

[129]) Mumm, Heft 15/16 der Hefte der freien kirchlich-sozialen Konferenz S. 61.

Gesichtspunkte eine Selbstverständlichkeit, daß er sie ablehnen muß. Er weiß viel besser als meistens seine Erzieher, daß er zu ihrer Erfüllung noch nicht reif ist, er will und er darf es noch nicht sein. Jede Konfirmation, welche zu solchen verzweifelten Kämpfen um innere Wahrhaftigkeit führt, ist psychologisch gesehen ein Unrecht an der jugendlichen Seele und ein Mittel, um die seelische Geradheit entweder zu brechen oder zu innerer Empörung und Abwendung von der Institution, ja von der Kirche und sogar von der Religion zu führen. Wie schwere und unaustilgbare Folgen solche mit der Konfirmation entstandene Verkrampfung haben kann, ist in der Seelsorge an Menschen, die zwischen Intellekt und seelischer Übermacht im Religiösen ernstlich kämpfen, deutlich; hier nur ein Beispiel: Eine durch lange persönliche Berührung als solche Kämpferin dem Seelsorger bekannte über achtzigjährige Dame sagte ihm: „Die Konfirmationsverpflichtung war mir vor und bei der Konfirmation eine schwere Last" und offensichtlich war auch jetzt noch der seelische Druck zu spüren! — Mag er auch in vielen Fällen nicht so lange anhalten — in jedem Falle bleibt an entscheidender Stelle ein seelischer Bruch. Die subjektive Einstellung der ganzen Konfirmationspraxis vom Unterricht bis zur Einsegnung kann kein anderes Ergebnis erwarten, sie treibt zu diesem inneren Zwiespalt durch die subjektive Zuspitzung ihrer Forderungen und die dadurch notwendige Beschäftigung des Konfirmanden mit seinem Ich und dessen Mängeln statt mit dem Reichtum des in der Gemeinschaft des Glaubens und der Kirche Empfangenen.

Aber auch nicht selten tritt der Bruch schon vor der Einsegnung in Erscheinung, wenn der Glaube an Gottes Gerechtigkeit unter dem Druck schwerer Erfahrungen ins Wanken geraten ist. Dahin wirkt z. B. die Zerstörung des häuslichen Glückes, wie sie Felix Dahn erlebt und wie sie in tausend anderen Familien eintritt, oder die schwere Krankheit und das hilflose Schmerzenslager eines Angehörigen, an dem scheinbar alles Beten umsonst ist, oder wirtschaftliche Not, die vielleicht einem begabten Kinde das soziale Emporkommen unmöglich macht und es die „Ungerechtigkeit" empfinden läßt, daß unbegabte Kinder dank dem Geldbeutel ihrer Eltern bessere Schulbildung erhalten — eine Vorstellung, die zum Bruch mit dem Gottesglauben schon früh führt [130]) und der Konfirmation ihre Weihe nimmt und Glaubensfreudigkeit nie aufkommen läßt, ja Religion und Kirche mit Bürgerlichkeit gleichsetzt. Auch der Glaube an die Kraft des Glaubens, welcher durch lebendiges Christentum bezeugt wird, ist bei manchen Konfirmanden schon erschüttert, weil dem kritischen Auge und Ohr des Kindes die Schwäche im religiösen Vorbilde des Erziehers deutlich wird. Meist sind es geringe Anlässe, welche für den Jugendlichen, der danach die Handlungen des Erziehers scharf beurteilt, ob innere Überzeugung und äußeres Handeln übereinstimmen, Anstoß und Zusammenbruch des Glaubens bedeuten, aber gerade deshalb sind sie, wie schon an anderer Stelle [131]) ausgeführt wurde,

[130]) Vgl. besonders Dehn, Die religiöse Gedankenwelt S. 42ff.

[131]) S. 29f.

von katastrophaler Bedeutung für den Konfirmanden; sie gefährden die Konfirmation stark.

Handelte es sich bisher um innere Nöte, welche die Ablehnung der Einsegnung bedingen, so muß noch eines bedeutsamen Hindernisses für die Wirkung der Einsegnung gedacht werden, das kaum aus seelischen Kämpfen entsteht, aber nicht weniger bedeutungsvoll ist, denn es findet sich bei der großen Schar der Oberflächlichen: Die Konfirmation ist der Anlaß, nicht nur sie und die Kirche, sondern auch die Religion als abgetane Sache zu beurteilen. Für die höheren Schüler bietet Römer[132]) ein die Lage grell beleuchtendes Beispiel: Christentum wird aufgefaßt als „eine rein ideale Religion, die nur die wenigsten Menschen wirklich glücklich machen kann, die darin der Vollkommenheit Christi, eines besonders idealen und willensstarken Menschen, nahekommen". Daß die proletarische Jugend nicht besser urteilt, bedarf nach dem vorher Gesagten über die Betrachtung der Religion als einer Insel der Seligen, d. h. als Unwirklichkeit und der Kirche als Domäne der Bessergestellten keines Beweises: Wo ist da noch ein Ansatzpunkt für weitere religiöse Entwicklung zu entdecken?

§ 2. Die Erstkommunion.

Mit der Einsegnung steht der erste Gang zum Hl. Abendmahl in innerem Zusammenhang. Oft ist zur Trennung von der Einsegnung geraten worden, weil die Erkenntnis der „Unwürdigkeit" infolge „Unreife" des Konfirmierten Zweifel an gesegneter Teilnahme erregte. Der Charakter der rechtlichen Qualifikation der sakramentalen Feier hat aber stets der Einsicht in die Unfertigkeit des zur Teilnahme Qualifizierten erfolgreichen Widerstand entgegengesetzt. Auch jugendpsychologische Gesichtspunkte wurden zugunsten der Verbindung von Konfirmation und Erstkommunion schon vor dreißig Jahren geltend gemacht[133]): „Wenn ein weltlich und irdisch gesinnter Mensch jemals würdig zum Hl. Abendmahl tritt, dann wird es aller Wahrscheinlichkeit nach anläßlich seiner Konfirmation geschehen, in dem eindrucksfähigen Jugendalter und unter dem frischen Eindruck des Konfirmandenunterrichts". — Daß die Frage nach der „Würdigkeit" einen sehr dehnbaren und zweideutigen Begriff verwendet, ist zunächst sekundär, auch die Voraussetzung, daß der Konfirmierte besonders eindrucksfähig ist, trifft nach unseren bisherigen Feststellungen nicht zu. Unsere Aufgabe ist es, unabhängig von den etwaigen kirchenrechtlichen Konsequenzen und volkskirchlichen Bedingtheiten, auch ohne Rücksicht auf die umstrittene Frage nach der religiösen Reife, die ja mit mehr oder minder absoluten religiösen Maßstäben gemessen wird, aus den charakteristischen Äußerungen über Abendmahlserlebnisse von Erstkommunikanten mit Hilfe der jugendpsychologischen Methoden ein Bild von der seelischen Beeinflussung und religiösen Be-

[132]) Schwindender Kinderglaube S. 52.

[133]) Mumm, 1. Heft zu Stöckers Thesen zur Konfirmationsfrage 1900 S. 19.

deutung der mit der heutigen Konfirmationspraxis unlöslich verbundenen Konfirmiertenabendmahlsfeier für die jugendliche religiöse Entwicklung zu gewinnen.

Zweifellos ist mancher bei der ersten Abendmahlsfeier von ihrem inneren Werte ganz erfüllt, das zeigt die Tagebuchnotiz eines Mädchens: „Zum ersten Mal zum Hl. Abendmahl mit meinen Eltern. Den ganzen Tag habe ich in stiller Vorbereitung zugebracht. Abends um acht Uhr war die Feier. Das Wetter war sehr schlecht, Sturm brauste um die Kirche, doch das war mir gerade lieb. Mir war, als käme Gottes heiliger Geist auf uns herab und stärkte uns". Auch die proletarischen Mädchen fühlen sich von der Feierlichkeit der Stunde erhoben, aber von einer tiefer und weiter gehenden religiösen Beeindruckung ist bei ihnen kaum eine Spur zu entdecken. Die Mystik von Leib und Blut Christi wird stets mit massiver Realistik aufgefaßt, man „bekommt Fleisch und Blut Christi zu essen". Ein Verständnis für die sündenvergebende Wirkung des heiligen Mahles fehlt völlig[134]). Auch bei den Konfirmierten höherer Schulen ist sehr wenig Verständnis zu finden. Äußerungen wie die folgenden bei Römer[135]) wiedergegebenen zeigen das: „Abendmahl ist etwas für ängstliche Personen, denen dadurch wieder Kraft für einige Zeit gegeben wird. Ich schätze es nicht". Ja sogar: „Abendmahl ist Mumpitz". Das Kraftgefühl widerstrebt dem Sündenbewußtsein, die Stimmung ist dem allem Gefühlsmäßigen abholden Jungen unsympathisch.

Persönlichere Eindrücke verraten Äußerungen, welche von einem Erschrecken sprechen. Einem Mädchentagebuch[136]) entnehmen wir: „Bei der Beichte ist es mir schlecht geworden (vor Aufregung). Grad vor dem Beichten mußte ich hinsitzen. Vor dem Abendmahl hatte ich sehr Angst. Nicht vor der Feier, sondern vor mir selbst." Eine andere schreibt[137]). „Ich fürchtete mich vor dem Abendmahl: „Wer unwürdig isset und trinket ..." und hier kam ich in größte Seelennot". M. v. Meysenbug wird mitten in den skeptischen Gedanken über die Möglichkeit der Transsubstantiation während der Beichthandlung von der Unruhe befallen: „Als der Prediger die Formel des Rituals las: „Wer unwürdig isset..." da überfiel mich ein tödlicher Schreck. Als er danach die Versammelten fragte, ob ein jeder seine Sünden aufrichtig bereue und zum Tisch des Herrn mit dem Wunsche gehe, losgekauft zu werden durch sein Blut, und alle fest mit „Ja" antworteten, war ich so bestürzt, daß mir das Wort auf den Lippen erstarb. Ich zitterte und litt Höllenpein[138])." Wer aus der seelsorgerlichen Praxis weiß, wie verhältnismäßig oft auch bei Erwachsenen die Skrupel über Unwürdigkeit vorhanden sind, der ist sich ohne weiteres darüber klar, daß die hierin sich kundtuende besondere Empfindlichkeit für seelische Eindrücke, die

---

[134]) Vgl. Dehn, Die religiöse Gedankenwelt S. 23, 61.

[135]) Schwindender Kinderglaube S. 59, 48.

[136]) Bei Eichele S. 167.

[137]) Ebenda.

[138]) Memoiren S. 55ff.

sich doch nur bei den Ernsteren und Reiferen findet, durchaus nicht für günstig im Blick auf die spätere religiöse Entwicklung im allgemeinen gelten kann. Von einem heilsamen Schrecken wird wohl in den seltensten Fällen die Rede sein, meistens handelt es sich doch wohl um eine seelische Erschütterung, die nicht zur Freudigkeit der Erlösung gewisser Gotteskinder, sondern zur unüberwindlichen Abendmahlsscheu und Ungewißheit führt.

Die Erwartung, welche auf die innere Wandlung durch die Teilnahme am Abendmahl gesetzt wird, muß meistens der Enttäuschung weichen. Das gilt vom Knaben wie Mädchen. Bauer berichtet von sich selbst[139]): „O wie hatte ich gehofft, daß mein erster Abendmahlsgenuß die sich meldenden, übrigens ganz unschuldigen, geschlechtlichen Regungen töten würde. Wie verzagt war ich, als es nicht geschah." Kabisch[140]) schildert den ersten Abendmahlsgang: „Wahrer Leib und Blut, Christus leibhaftig anwesend und in dem gegessenen und getrunkenen Gott leiblich in mir, das war mir die überschwenglich wundervolle Wirklichkeit, von der ich mir nichts hinwegdeuteln lassen wollte. Und mit einer Erschütterung, die mein ganzes Leibliches durchdrang, nahm ich die Oblate und trank ich aus dem Kelch. Wohl weiß ich, daß der Augenblick des Empfangs mich blitzartig enttäuschte. Die sinnliche Wahrnehmung des papierartigen Blättchens, des kalten Kelches warf mich jäh in die Wirklichkeit. Aber schon als ich den Segensspruch empfing, war ich wieder in tiefster Andacht, und als ich dann auf meinem Platz saß, ...und ich nun plötzlich in meinem Leib eine Wärme sich regen und tiefer dringen fühlte, da durchrieselte mich überwältigend das Bewußtsein, daß das Gott sei, Gott in meinem Leibe. Gott in meinem Blut. Ich ging über mich selbst erhöht aus der Kirche ... Ich fühlte mich geheiligt. Es war mir in diesem Augenblick Gewißheit, daß ich nie mehr würde sündigen können." Am gleichen Nachmittag erlebt „Timm" einen Jähzornsausbruch bei sich und seine Gedanken kreisen um sexuelle Bilder: „Da wandte ich mich traurig ab. Es wurde mir klar, daß Gott sich nicht essen und trinken läßt. Und es war mir, als sänke eine Himmelsleiter unter mir in die Tiefe." August Niemann[141]) schreibt von sich: „Das Abendmahl war mir eine so ernste und heilige Sache, daß ich eine Umwandlung in geistiger Beziehung, eine fühlbare Veredlung der Seele davon erwartete und keine Vorbereitung versäumte. Als ich aber das heilige Abendmahl genommen hatte und nichts von der erwarteten geistigen Stärkung und Verklärung wahrnahm, wurde ich tief betroffen, mir war frostig und ich glaubte mich verdammt." Er fragte sich: „Ist es denn möglich, daß irdische Nahrung (ein Glas Wein) stärker wirkt, als Leib und Blut unseres Herrn?" — Wie ein Proletarierkind u. U. die heilige Handlung empfindet, zeigt die Äußerung B. H. Bürgels[142]): „Ich hatte allzeit eine lebhafte Phantasie

[139]) Psychologie der Jugendlichen. Berlin 1911 S. 54.

[140]) „Gottes Heimkehr" S. 68 f.

[141]) Zitiert nach Bohne S. 72 f.

[142]) Vom Arbeiter zu Astronomen. Berlin S. 31.

und mag vielleicht irgend etwas Großes, etwas von einem biblischen Wunder erwartet haben, und ich war deshalb seltsam ernüchtert, als nichts derartiges sich in mir vollzog, obgleich ich wohl sagen darf, daß ich noch voll kindlichen Glaubens war. Noch eines kam hinzu. In allen möglichen Jubelliedern und Gedichten hatte ich jenes mir ganz unbekannte „Wein" preisen hören. Ich hatte mir darunter einen wundersüßen Nektar vorgestellt, so etwa ein Gemisch von Honig und Rosenwasser, und war nun geradezu entsetzt, als aus dem Abendmahlskelch über meine Zunge ein Schuß saurer Flüssigkeit glitt." Ein Zeugnis M. v. Meysenbugs über ihre Erstkommunion schließe sich an: „Ich erwartete das Mysterium des Kreuzes, des Lebens im Tode, im Glanze himmlischer Glorie vor mir zu sehen... Aber in meinem Innern ging keine Wandlung vor, kein Mysterium wurde mir offenbar, kein Gott war da, mich in die Herrlichkeit des Himmels, in die Reihen der Erwählten einzuladen. Ich war verworfen[143])."

Wohl kein Mensch wird behaupten, daß derartige Enttäuschungen ohne einschneidende Wirkungen einmal auf die Stellung zum Abendmahl, dann aber auch auf die religiöse Haltung überhaupt bleiben werden. Die Abendmahls-Scheu ist eine deutlich zutage liegende Erscheinung, sie ist neben der mangelnden Sündenerkenntnis in den meisten Fällen begründet in der übermäßigen Betonung des sakramentalen Charakters, die durch die Bluttheologie pietistischer Färbung weitgehenden, verhängnisvollen Einfluß gewonnen hat. Die Jugend hat ohne Zweifel einen Horror vor dem Blutopfer Jesu und scheut sich einmal deshalb vor dem Abendmahl. Zweitens ist aber die Mystik, welche in ihrer Tiefe ein Konfirmand ganz selten erfassen wird, eine Gefahr für das Abendmahlserlebnis. Sie entspricht dem mystischen Bedürfen des in seinem reifenden Leben von mystischen Gewalten durchströmten Jugendlichen; von ihr erwartet er Hilfe in seinem Ringen, Kraft zur Wandlung, je weniger vergeistigt seine Erwartungen sind, desto größer ist die Enttäuschung beim Empfang des Sakraments und bei der Rückkehr in den Alltag. Niemand kann leugnen, daß die Katastrophe, welche ernste Konfirmatoren von jeher immer wieder gesehen haben, psychologisch gesehen unabwendbar ist.

§ 3. Ergebnisse.

Fassen wir die Ergebnisse für die Wertung der gegenwärtigen Konfirmationspraxis vom Standpunkt der Jugendpsychologie kurz zusammen, so ergibt sich folgendes Bild: Bei einem großen Teil der Konfirmanden findet sich überhaupt kein Bewußtsein für den inneren Wert von Konfirmation und Erstkommunion, sie hinterlassen überhaupt keine Spuren religiöser Beeindruckung oder seelischer Beeinflussung. Auch selbst dann, wenn unter besonderen Verhältnissen eine Erinnerung an die Konfirmation auftaucht — das begegnet dem Seelsorger ja dann und wann — ist durchaus noch keine

143) Memoiren S. 72.

Gewähr für eine heilvolle Beeinflussung durch das Konfirmationserleben gegeben. Prof. D. Uckeley weist im Zusammenhange mit der Darstellung und Analysierung des religiösen Kriegserlebens darauf hin[144]: „In Stunden schwerer Not und Gefahr, auf Wachen in langen Nächten kommt mit den Gedanken an die Kinderzeit zugleich auch das Gedenken an das, was sie damals von Gott gehört haben. Es taucht dann besonders die Erinnerung an den Konfirmandenunterricht auf; man denkt wieder an den treuen Seelsorger, an das erste und wohl einzigemal des Abendmahlsganges... Dabei kommt dann unvermerkt ein oder der andere Bibelspruch in den Sinn und gibt zum Nachdenken Anlaß." Wir stimmen dem Verfasser restlos zu, wenn er den Wert solcher Konfirmationserinnerungen vorsichtig einschätzt: „Die Brücke ist da, die zu inneren religiösen Erlebnissen führen kann — freilich nicht führen muß, denn es ist durchaus mit der Möglichkeit zu rechnen, daß alles dies nur auf der Oberfläche bleibt und nicht über gewisse stimmungsvolle Gerührtheiten hinausdringt." Diejenigen, welche eine innere Erregung unter dem Erleben von Konfirmation und Abendmahl erfahren, erleben häufig eine Enttäuschung ihrer hochgespannten, magisch bestimmten Erwartungen, es ist aber nichts von dem Einsetzen stärkerer religiöser Impulse zu merken. Wie wenig auch für junge Menschen, die höchstwahrscheinlich überdurchschnittlich religiös veranlagt waren, die Konfirmation bedeutete, geht aus einer Zusammenstellung von D. W. Rotscheidt im Deutschen Pfarrerblatt (1931 Nr. 10—12) über „Konfirmandenunterricht und Konfirmation unserer Theologen" nach den Zeugnissen von 33 Persönlichkeiten, die bedeutende Leistungen in Theologie und Kirche vollbracht haben, hervor. Die Äußerungen weisen erstaunlich oft darauf hin, daß der Konfirmandenunterricht für die religiöse Entwicklung wenig oder gar nichts bedeutete; ein Drittel etwa bezeichnet sich als unberührt von ihm, nur drei empfanden ihn als wachstumfördernd, und tiefere religiöse Erregung ist nur bei sechs zu verzeichnen, aber auch sie sind von einer fördernden Beeinflussung nicht überzeugt, zum Teil geben sie selbst besonders erschütternde Erlebnisse wie den Tod des Vaters als Grund der religiösen Erregung an. Hinsichtlich der Konfirmation ist die Darstellung noch wesentlich ungünstiger, es geht wohl kaum an, die sechs Angaben über Rührung, die zwei Hinweise auf Erhebung durch ästhetische Eindrücke bei der Konfirmation positiv zu werten; was dann aber bleibt, ist bis auf zwei Äußerungen durchaus kein Zeugnis für einen Erfolg der Einsegnungsfeier auch bei diesen in gewisser Art besonders günstig Disponierten. Durch den Kampf um innere Wahrhaftigkeit gegenüber den Forderungen der Konfirmation entsteht bei ernsten Charakteren ein innerlicher Bruch, der Ansätze zur religiösen Reifung leicht vernichten kann. So bleibt nur ein kleiner Teil von Konfirmanden in der glücklichen Lage, von der Einsegnung eine Förderung der religiösen Entwicklung zu erfahren, für die allermeisten bedeutet die heutige Konfir-

---

144) A. Uckeley, Wie sie im Kriege Gott fanden. Bonn, Schmidt 1916 S. 70f.

mationspraxis eine große Gefahr für ihr religiöses Wachstum. Die stark individualistisch eingestellte pietistische Konfirmationspraxis ist psychologisch betrachtet durchaus verfehlt. Daß sie nicht nur dem jugendlichen Reifungsgrade nicht angemessen ist, sondern auch dem lutherischen Wesen der Konfirmation in jeder Weise widerspricht, beweisen historische Untersuchungen, wie z. B. Rendtorffs Buch „Konfirmation und Kirche". Aus ihnen ergibt sich die „Anwendung": „Nun fällt das ganze Schwergewicht auf den Konfirmandenunterricht." „Lehre ist der Inhalt des Konfirmandenunterrichts, werbendes Zeugnis aber ist seine Methode[145])." „Das geniale Vorbild für ein solches lebendiges Zusammenklingen von Lehre, Zeugnis und Werbung sind Luthers Katechismen[146])." Für die Auffassung der Konfirmation ergibt sich aber aus der psychologischen Betrachtung das Gleiche wie aus der historisch-systematischen: „Sie ist sein (des Konfirmandenunterrichts) feierlicher, vor der Gemeinde, unter handelnder Beteiligung der Gemeinde vollzogener Abschluß[147])." „Sie ist Bezeugung des objektiven Gotteswillens, der objektiven Gotteswirklichkeit, aber Bezeugung aus dem Glauben der Gemeinde heraus mit der werbenden Wendung an die Konfirmanden ...[148])." „Auch das Abendmahl ist grundsätzlich nichts anderes als Darbietung des Wortes[149])." Nur so ist eine Überwindung der großen seelischen Schwierigkeiten der heutigen subjektiv eingestellten Konfirmation und Abendmahlsfeier möglich.

III. Teil.

Die Hauptlinien der religiösen Entwicklung im Jugendalter.

§ 1. Die Aufgabe.

„Wenn die Menschen das würden, was sie mit vierzehn Jahren sind, wie ganz anders wäre die Welt"; dieser Satz Albert Schweitzers[150]) ist der beste Ausdruck für den Stand der jugendlichen Entwicklung um das Konfirmationsalter. Im Keime sind manche günstigen Eigenschaften und Fähigkeiten sittlicher, religiöser, geistiger Art vorhanden, aber nur zu oft fällt der Reif in die Frühlingsnacht, daß verdirbt und erstirbt, was in zarten Ansätzen zum Lichte empor gewollt. Galt unsere bisherige Untersuchung der seelischen Disposition zur Zeit der Einsegnung, so bedarf es jetzt noch eines Überblickes über die Entwicklungsmöglichkeiten und -hemmnisse im Jugendalter, welche die Entwicklung der Konfirmierten der mit der Konfirmation beabsichtigten und in der Vorbereitung auf sie an-

145) S. 36 f.
146) S. 38.
147) S. 38.
148) S. 38.
149) S. 38.
150) Aus meiner Kindheit und Jugendzeit S. 63.

gestrebten Richtung bietet. Nur in der Ergänzung durch eine die Hauptlinien des religiösen Werdens aufzeigende Darstellung liegt die Gewähr, daß wir die Konfirmationspraxis richtig einschätzen. Wir müssen zunächst einen Überblick über das Wesen des Jugendalters gewinnen und dann die Frage erörtern, wieweit nach jugendpsychologischen Gesichtspunkten und Feststellungen die Konfirmierten in der Lage sind, den in der Konfirmation ihnen auferlegten Ansprüchen zu genügen. —

§ 2. Das Wesen des Jugendalters.

Neben Sprangers und Eicheles Untersuchungen über die seelische Entwicklung des Jugendlichen gibt Ch. Bühler in ihrem Buche über „Das Seelenleben des Jugendlichen" (3. Aufl. Jena 1925) ausgezeichnetes Material an die Hand zur Herausarbeitung der Grundzüge jugendlicher Haltung in der Reifezeit; freilich gilt von dem Umkreis, welchem das Material entstammt, in noch stärkerem Maße als bei Spranger, daß er sich zumeist auf einen verhältnismäßig kleinen Kreis beschränkt, bei Ch. Bühler auf die Jugendbewegten. — Für uns kommt es auf die Herausstellung der möglichst allgemein gültigen Charakterzüge, welche der Reifezeit ihr Gepräge geben, an. Wir fragen zuerst nach dem Sinn der Pubertät und stellen zwei Grundtatsachen fest: 1. In der Reifezeit wird das Individuum ergänzungsbedürftig; 2. Das Individuum erwacht allmählich zur Selbsterziehung.

1. Die Ergänzungsbedürftigkeit des Individuums äußert sich nach der positiven Seite am deutlichsten im Nachstreben einem Ideal, welches in Menschengestalt dem jungen Menschen vor Augen steht. Es ist so gut wie ausgeschlossen, daß ein Jugendlicher abstrakten Zielen zustrebt, sein Vollkommenheitsideal erlebt er nur in einer Persönlichkeit, höchste Werte und Ziele treten auf in Form der Persönlichkeitswerte. Ohne Zweifel liegt in diesem Streben ein starker Impuls für die jugendliche Reifung, und es ist von entscheidender Bedeutung, ob in dieser Zeit solche Persönlichkeiten in das junge Leben treten und ihren Einfluß zur Weckung des Strebens nach Hochzielen unbewußt geltend machen oder nicht. Was dem jungen Menschen groß und erstrebenswert erscheint, das sieht er in einer selbstgewählten Persönlichkeit verkörpert, darin liegt aber die Gefahr: Nur wenige solcher Gestalten begegnen ihm, und er bindet sich meistens so stark an die Person, daß er in jugendlichem Schwarm und Überschwang kritiklos wird und einseitig alles mit den Augen seines Vorbildes sieht. Andererseits verhilft ihm der seiner Entwicklungsstufe eigene kritische Sinn oft zu einer plötzlichen Ernüchterung, wenn er an seinem „Helden" menschliche Schwächen entdeckt, denn dann verwirft er oft auch die ganze Persönlichkeit in jugendlichem Radikalismus, ja, auch die in ihr verkörperte Idee, und wird ernüchtert. — Wehe ihm, wenn nicht ein neues Ideal sich ihm verkörpert darbietet: Das ist besonders hinsichtlich des religiösen Werdens eine große

Klippe, denn die Entwicklung der Religiosität verträgt am wenigsten die Bindung an eine Person, weil Frömmigkeit die größte Selbstzucht von dem zum Vorbild gewählten Menschen verlangt und ihn in seiner religiösen Haltung am leichtesten der Kritik verfallen läßt. Was das bedeutet, sahen wir schon beim Kinde, und die Gefahr völliger Ablehnung allem Religiösen gegenüber infolge Enttäuschung durch die „ideale" Persönlichkeit ist beim Jugendlichen außerordentlich groß. —

2. Das Kennzeichen jugendlicher Entwicklung ist das allmähliche Erwachen zur Selbsterziehung, die Lösung von dem autoritativ gebietenden oder durch den Einfluß der Persönlichkeit wirkenden Vorbilde zur bewußten selbständigen Arbeit am eigenen Wesen. Der Vorgang ähnelt der Wandlung einer Ellipse in einen Kreis: Aus den beiden Brennpunkten, welche bisher das Leben bestimmten, die Fremdeinwirkung und das Eigenleben, wird im Entwicklungsprozeß der eine Mittelpunkt, das Selbst des jungen Menschen, das aus der Ichbezogenheit heraus zu der Umwelt Stellung nimmt.

Die Wandlung geht aber unter starken Schwankungen vor sich. Das Denken, Fühlen und Wollen entwickelt sich durchaus nicht harmonisch und gleichzeitig, sondern unter verschieden starker Betonung einzelner Seiten, oft unter starkem Kampfe der einen mit den anderen. Daraus ergeben sich erhebliche Hemmnisse für die Gesamtentwicklung. Das Denken des jungen Menschen gestaltet sich immer mehr zu einer Auflösung des ethischen und religiösen Gesamtbewußtseins, der Jugendliche wird bestimmt durch einzelne Erlebniskreise, in sich mehr oder minder abgeschlossene Erfahrungen, denen zunächst eine innere Verbindung und die Einordnung unter übergeordnete Gesichtspunkte fehlt. Das Einströmen zahlloser Einflüsse verschiedenster Art veranlaßt, daß starke seelische Unruhe durch die mannigfachen Unterströmungen hervorgerufen wird. Die überkommenen sittlichen Normen geraten bei vielen Jugendlichen, ja bei den meisten männlichen, in starkes Schwanken, und die in der Kindheit durch ethischen und religiösen Einfluß errichteten Dämme werden nicht selten von den wilden Fluten brausenden jugendlichen Erlebens überspült. Es ist von entscheidender Wichtigkeit, daß diese Erscheinungen jugendlichen Denkens ernst genommen werden um ihrer Bedeutung willen für die zukünftige Entwicklung des Denkens, für die Schaffung einer Weltanschauung; es ist aber ebenso wichtig, den jungen Menschen und seine Erlebniskreise zu kennen und zu achten, denn es sind die Fundamente und Zellen für die Selbsterziehung. Überaus schwierig ist die Hilfe deshalb, weil es dem Erwachsenen sehr schwer fällt, sich in das oft chaotische, stets unausgeglichene Denken hineinzuversetzen, ohne die ethischen und religiösen Gesichtspunkte, welche ihm richtungweisend sind, voraussetzen zu dürfen. — Die Gefahr für die Jugend, wenn alle Landzeichen verschwinden, auf dem Meere des Lebens allein zu sein, ist offensichtlich, vor allem aber ist die Aussicht, bei der Jugend Beachtung zu finden für etwa errichtete Warnzeichen sehr gering. Das Ich des Jugendlichen setzt sich im Denken mit der objektiven Welt auseinander, aber am stärksten mit den gegebenen Formen. Die Äußerung eines proletarischen Burschen illustriert dies[151]): „Gott sind die zehn Finger!" Diese Äußerung ist ein deutliches Beispiel für die Auflehnung gegen den zwingenden, autoritären Gott, zu erklären aus dem Streben des Jungen, sich „selbständig", von seiner eigenen Kraft allein abhängig zu machen. Die Ablehnung jeder Autorität spricht sich ebenso deutlich im Verhalten gegenüber der „Sitte" und „Kirche" als festgefügten Institutionen aus, sie bilden die dauernden Reibungsflächen für das Werden des Ichs und entfesseln oft schwere Kämpfe, erzeugen Trotzhandlungen oder geringschätzige Abkehr oder stilles Sichlösen. M. a. W.: Es ist für weite Teile der Jugend auf den ersten Stufen der Selbsterziehung ausgeschlossen, Einfluß regelrecht geltend zu machen und zwar sowohl bezüglich des persönlichen Einsatzes als auch hinsichtlich des Gewichtes religiöser und ethischer Normen und Autoritäten.

Das Gefühlsleben des Jugendlichen erfährt starke Schwankungen durch das Ringen entgegengesetzter Kräfte. Der Intellektualismus hat sich mit dem Mystizismus, besonders bei den Mädchen, auseinanderzusetzen, und es hängt viel von dem Ausgang des Widerstreites ab; denn der Sieg des Intellektualismus bedeutet für die zukünftige Lebenshaltung Herrschaft des Rationalismus, des Relativismus und nicht selten des Nihilismus. Besonders deutlich ist diese Entwicklung bei proletarischen Jugendlichen, ihre Frucht ist die Entfremdung von Religion und religiös bestimmter Ethik, selbstverständlich auch von der Kirche. Wer die proletarische „Jugendbewegung" aus der Praxis und persönlicher Berührung kennt, sieht die Furchtbarkeit der zwangsläufigen und daher kaum zu beeinflussenden Situation für die Kirche mit Erschütterung. Aber auch die übrige Jugend gibt kein günstiges Bild, wenn auch nicht so krasse Unmöglichkeiten dem kirchlichen Wollen entgegenstehen. Die großen und zweifellos wertvollen Teile, welche im Streit der Gefühle dem Einfluß des Mystizismus erliegen, sind in Wirklichkeit während dieser Entwicklungszeit trotz mancher Berührungsmöglichkeiten mit Religion und Kirche dem erzieherischen und damit entscheidenden Einflusse der Kirche entrückt.

Deutlich tritt die innere Gespaltenheit in dem Schwanken zwischen höchster Freude und Zu-Tode-Betrübtsein, zwischen trotzigem Kraftgefühl und seelischer Gedrücktheit hervor, das Gefühlsleben muß den Boden darstellen für den hin- und herwogenden Kampf zwischen Aktivismus und Passivität. Je stärker das Kraftgefühl und der Tatwille hervortreten, desto geringer ist das Bedürfnis nach Anlehnung und desto schärfer die Kritik an der Frömmigkeit der Kirche und ihrem Handeln, bzw. ihrer „Untätigkeit".

Das jugendliche Wollen ist gekennzeichnet durch einen starken Radikalismus, der sich auf alle Lebensgebiete bezieht. Vielfach ist er die Flucht des jungen Menschen vor sich selbst, vor dem Sichgehenlassen in strenge Formen, vor der Unsicherheit des eigenen Standpunktes gegenüber den vielen

---

151) Dehn, Religiöse Gedankenwelt S. 52.

Einflüssen und Eindrücken in selbstgezogene Grenzen. Im ganzen bedeutet er eine sehr wichtige Stufe der Entwicklung, und auch in religiöser und sittlicher Hinsicht ist er überaus bedeutsam und stellt die Möglichkeit ernster Arbeit an der Selbsterziehung dar. Im allgemeinen nimmt diese aber so stark den Jugendlichen in Anspruch, daß er wenig Neigung hat, sich Einflüssen von außen zu erschließen. Das allmähliche Erwachen zur Selbsterziehung ist zweifellos eine an sich positiv zu wertende, sehr wertvolle Entwicklungserscheinung, aber sie läßt sich nicht als günstiges Moment für die Erfüllung kirchlicher und religionspädagogischer Aufgaben werten, sondern zeigt in jeder Richtung ein bewußtes Loslösen von den religiösen und sittlichen Autoritäten im Zusammenhang mit der naturnotwendigen Trennung von aller Autorität. Es handelt sich also nicht um eine irgendwie beklagenswerte oder nach irgendeiner Richtung zu Anklagen berechtigende zeitbestimmte Erscheinung — so sehr auch epochale Momente mitsprechen, — sondern um die aus der Psyche der Jugend ganz zwingend sich ergebende Tatsache, daß der Zeitpunkt, da die Selbsterziehung einsetzt, d. h. sehr bald nach dem üblichen Termin der kirchlichen Einsegnung, zugleich der Ausgangspunkt für die zunächst immer weiter von dem kirchlichen und religiösen Einfluß sich entfernenden Entwicklungslinien ist.

Wir wenden uns nun den charakteristischen Einzelzügen jugendlichen Werdens in der Pubertätszeit zu. Die Auseinandersetzung mit den verschiedenen Wertgebieten ruft eine starke Neigung zur Verneinung alles Fertigen hervor, es gilt das Dichterwort von der Jugend: „Die Welt, sie war nicht, eh' ich sie erschuf." Nur das, was sich vor dem scharfen Auge und dem jugendlichen Rütteln als innerlich echt und lebendig erweist, hat bei dem lebendigen und darum für die Kirche zukünftig wertvollen Jugendlichen auf Bejahung zu rechnen — gleich, ob der Erwachsene diese Haltung unehrerbietig nennt oder nicht. Unruhiges Suchen und Versuchen bezeichnet das Tasten des Jugendlichen in der Umwelt, und der Sexualtrieb ist zweifellos ein sehr wichtiger Anlaß für diese scheinbar unstete Haltung. Er bildet auch einen entscheidenden inneren Grund für die Verkapselung des Individuums gegenüber den Erziehern, welche geradezu die „neue Lüge" im Verhalten ihnen gegenüber erzeugt: Geringste Anlässe genügen zur Maskierung des wirklichen Wesens und locken als Protest gegen die Berührung inneren Werdens durchaus gegenteiliges Verhalten oder auch kämpferische Haltung hervor.

Nicht zu Unrecht ist in der evangelischen Literatur zur Jugendpflege betont worden, daß andererseits trotz Verneinung, unstetem Suchen und Verkapselung doch Sehnsucht nach einem verstehenden Menschen vorhanden ist. Der Jugendliche sehnt sich, namentlich das Mädchen, nach einem Menschen, der bereit ist, zu hören auf das, was von inneren Nöten an die Oberfläche drängt, und zu horchen auf die Herztöne. Er braucht einen, der ihm zur Klarheit über sich selbst verhilft. Die nicht selten geübte Selbstanalyse und der Kampf mit den erwachten Elementen der Sinnlichkeit bedürfen kraftvoller, liebevoller Kompensation, die Reflexion, welche sich gerade der Ernsten bemächtigt und die Gefahr in sich birgt, daß der junge Mensch in unfruchtbarem Sehnen stecken bleibt, statt zu verantwortungsbewußtem Wollen vorzuschreiten, muß mit Hilfe starker Persönlichkeiten überwunden werden. Es ist aber durchaus nicht etwa so, wie viele Vertreter der Jugendführung meinen, daß die Jugend auf solche Helfer wartet, sich nach ihnen umsieht, nein, viel eher weicht sie ihnen aus, wenn sie die Absicht merkt, und wird verstimmt. Dafür sind die im Verhältnis zur Gesamtzahl unserer evangelischen Jugendlichen recht schwach besuchten kirchlichen Jugendveranstaltungen deutliche Beweise. Eindrücke aus neuester Zeit verstärken noch die Überzeugung, daß im Zusammenhange mit anderen Ablenkungen, wie Sport u. a., die Zahl der schon von weitem kirchliche und religiöse Beeinflussung witternden und ablehnenden Jugendlichen nicht abgenommen hat. So ergibt sich das scheinbar widersprechende Resultat, daß die Jugend im tiefsten Grunde sich nach Hilfe und Leitung sehnt, ihrer auch durchaus bedarf, aber sie im konkreten Falle ablehnt. Die Kirche hat aber nicht und wird nie haben die große Zahl von verständnis- und liebevollen Helfern, deren jeder einzelne Jugendliche bedarf. —

Der allgemeine Überblick über das Wesen des Jugendlichen im Pubertätsalter konnte nur in großen Zügen ein Bild entwerfen, aber auch sein Anblick genügt, um die Lage zu erkennen, in welcher sich die Jugend gegenüber der Kirche und die Kirche gegenüber der Jugend befindet. Aus dem bisher Ausgeführten ergibt sich einwandfrei, daß die Stellung des jungen Menschen zur Kirche und ihren Organen keineswegs dem Ideal entspricht, welches die Worte des Konfirmationsgelübdes der Preußischen Agende[152]) aufstellen, daß er sich „der Ordnung und Zucht der Kirche willig unterwerfen" soll. Vielmehr sucht sich der Jugendliche seinen Weg ins Leben an der Kirche vorbei und nicht selten unter schroffer Ablehnung ihres Einflusses zu bahnen, er steht ihren Ordnungen vielfach sehr kritisch gegenüber und faßt ihre Zucht als geistige und sittliche Bevormundung, als Hemmung alles Eigenlebens auf, sieht sie an als Zwang zu bürgerlicher Ehrbarkeit, die ihm — nicht immer zu Unrecht — als starr und formelhaft erscheint. Von „willigem Unterwerfen" kann auch bei den sich fernerhin zur Kirche Haltenden kaum die Rede sein, wenn man unter „willig" versteht: „bewußt" und „gern". Vom jugendpsychologischen Gesichtswinkel aus gesehen würde das Unterwerfen gleichbedeutend sein mit dem Aufgeben jeder selbständigen Entwicklung, und es ist vom Standpunkt evangelischer Religionspädagogik ohne weiteres klar, daß solche Ergebnisse ganz unerwünscht sind. Sie zwingen den jungen Menschen in seiner unsicheren und abwehrenden Haltung gegenüber allen irdischen Lebenskreisen in eine religiöse Zwangsjacke, schnüren seine Entwicklung ein und lassen ihn nie zu voller religiöser Entfaltung und Reifung und zur Bejahung des Lebens in echter, tiefwurzelnder und weitreichender Frömmigkeit gelangen. Wenn aber unter Ordnung und Zucht nur

[152]) Zweiter Teil S. 33 f.

die äußeren Ordnungen, welche unter die sog. „Kirchenzucht" fallen, gerechnet werden, so ändert das für die Stellung des Jugendlichen nichts, da er mit vollem inneren Recht bewußt oder unbewußt Form und Inhalt, Gesittung und Gesinnung für untrennbar hält, er „unterwirft" sich nur dem „willig", was er für echt erkannt hat.

§ 3. Die physische Entwicklung im Jugendalter.

a) Die Grundzüge der Entwicklung beim männlichen Jugendlichen.

Die Entwicklung der körperlichen Fähigkeiten und Kräfte ist beim männlichen Jugendlichen einer der stärksten Faktoren. Sie bestimmt die gesamte übrige Entwicklung in geistiger und seelischer Hinsicht sehr stark. Der eigene Leib als Ausdruck persönlichen Wesens und als Offenbarung eines oft in seiner Triebhaftigkeit unheimlichen Eigenlebens bedeutet dem jungen Menschen viel und fordert seine Aufmerksamkeit und Spannkraft. Im Unterschiede von der Kindheit erlebt der Jugendliche sein Ich als eine Aufgabe, als eine Fülle von Gestaltungsmöglichkeiten, und die Reiferen spüren die Verantwortung, das Leben ihres Ichs zu gestalten. Eins der heißesten Kampfgebiete im Ringen um das Neuland des eigenen Lebens ist die stark hervortretende Sexualität. Wir können hier nur in einer Richtung ihre Bedeutung klarstellen, in ihrer Beziehung zur Religiosität. Das Übermächtigwerden des Triebes, die Niederlage im Kampfe mit ihm, bringt dem jungen Manne die menschliche Schwäche gegenüber dunklen Gewalten zum erschütternden Bewußtsein, läßt ihn unter Umständen, wie in einzelnen dem Verfasser bekannten Fällen, bei der Religion, auf sakramentalem Wege im Abendmahl nach supranaturaler Hilfe trachten. Das leicht entstehende Minderwertigkeitsgefühl kann religiösen Gedanken die Wege ebnen, aber ebenso wahrscheinlich ist auch, daß der Ringende und immer wieder Unterliegende an der Kraft der Religion, besonders der Erwartung magischer Hilfskräfte verzweifelt und der Religion überhaupt entfremdet wird. Wohl nicht selten ist die Auffassung der Religion als gute Sache nur für die Schwachen, wie sie das Denken vieler Männer beherrscht, aus dem Scheitern an dieser ersten und schwersten bewußten oder unbewußten Erprobung zu erklären.

Bei Siegen im sexuellen Ringen ist die Sachlage für die religiöse Haltung oft nicht günstiger: Das Selbstbewußtsein, das entwicklungsgemäß wachsen muß, steigert sich und entfremdet dem Empfinden für religiöse Bindungen. Die sportlichen Anstrengungen und Rekordbemühungen stehen zum großen Teile in innerem Zusammenhange mit dem Bestreben, die durch Reifungsvorgänge hervorgerufenen Gefühle der Unsicherheit zu kompensieren. Es ist ja bekannt, wie sehr der Sport und körperliche Betätigung Kraft und Zeit und Denken des jungen Mannes (und teilweise auch schon des Mädchens) beanspruchen und wie stark er sich ihnen hingibt. Für unsere Frage kommt es darauf an, zu erkennen, daß hier innere Hemmnisse für die kirchliche Beeinflussung der Jugend vorliegen, die aus Entwicklungsbedingungen entstehen und weder der Jugend noch der Kirche — trotz mancher Mängel und Versäumnisse auf beiden Seiten — zur Last gelegt werden dürfen. Tatsache ist jedenfalls: Der junge Mann entfremdet sich im Verlauf seiner Reifung meistens der Religion und der Kirche unhaltbar.

b) Die Grundzüge der Entwicklung beim weiblichen Jugendlichen.

In einer Art ist die Reifung der weiblichen Jugendlichen ohne Zweifel günstiger: Die Reifejahre bewirken in intellektueller Hinsicht keine Hemmung, während sie bei den Knaben deutlich in Erscheinung tritt, die Zeit der ersten Hemmungen liegt etwas früher, und deshalb ist beim jungen Mädchen ein ruhiges Fortschreiten zur höchsten geistigen Blütezeit häufig zu beobachten[153]). Allerdings sind diese Zeiten der Reifung noch wesentlich bedeutsamer für das Mädchen als für den jungen Mann, sie dienen der Vorbereitung zur Erfüllung der speziellen Aufgabe des Weibes in der Mutterschaft, in ihnen treten die verschiedenen Typen weiblicher Eigenart deutlich zutage. Nicht selten repräsentieren schon Konfirmandinnen den Typ der Mütterlichkeit mit ganzer Deutlichkeit, jetzt entscheidet sich im Verlaufe der Entwicklung, ob das junge Mädchen diesem Typ ausgeprägter Weiblichkeit zugehört. Die geschlechtliche Entwicklung macht ihre Einflüsse auf das ganze Leben geltend. Füllkrug[154]) stellt eine innere Beziehung zwischen der Zeit der Periode und religiösem Empfinden beim Mädchen fest: „In der Zeit der Periode hat jede Frau eine natürliche Frömmigkeit, das Gefühl der Abhängigkeit und das Bewußtsein, ein Werkzeug in der Hand einer höheren Macht zu sein.“ Die Erotik dieser Zeit ist an sich etwas durchaus Gesundes, aber hier liegen doch für manches weniger willensstarke und nicht rechtgeleitete Mädchen große Gefahren, und es ist ein Elend, daß gerade auf diesem Gebiete infolge von Scheu auf seiten der Mädchen wie der Erzieher so gut wie nie Hilfe gebracht werden kann. So werden nicht selten und in allen Schichten Konflikte erzeugt, deren Folgen u. U. lebenslang sich fühlbar machen. Das junge Mädchen macht im Zusammenhang damit, daß allgemein die Gefühlsmäßigkeit stärker hervortritt und selten auch nur annähernd so starke Auseinandersetzungen und innere Widerstreite durchzukämpfen sind, in weltanschaulicher und religiöser Richtung viel weniger Kämpfe durch als der junge Mann; oft trifft wohl Croners Satz zu[155]): „Die innere Hinneigung zur Mystik, die blaue Blume der Romantik, der restlose Glaube an das Wunder, das alles sind Ausstrahlungen der jungen Mädchenseele.“

Es sind also wesentlich günstigere Momente für die seelsorgerische Beeinflussung des jungen Mädchens vorhanden, auch die Gefahren sind nicht so

---

[153]) Vgl. Else Croner, Die Psyche der weibl. Jugend, Manns Pädagogisches Magazin Heft 996 S. 56 ff.

[154]) Zur Seelenkunde. S. 26.

[155]) a. a. O. S. 28.

allgemein und in gleichem Maße vorhanden wie bei den Jungmännern, aber auch bei der Beobachtung der Mädchenreifezeit müssen wir die Feststellung machen, daß ihre Grundzüge auf eine wegen der starken Beanspruchung durch die persönliche Entwicklung mit innerer Notwendigkeit sich vollziehende Entfernung — nicht immer „Entfremdung“ — von der Kirche hindeuten. —

§ 4. Die religiöse Entwicklung.

Die Schwierigkeit, die religiöse Entwicklung im Jugendalter einigermaßen richtig zu beurteilen, liegt in der schon erwähnten Tatsache, daß der junge Mensch zum Schutze seiner Persönlichkeit sich hinter einer gewissen Maske verbirgt, und das ist hinsichtlich der Offenbarung religiöser Gefühle besonders häufig und intensiv zu beobachten. Der Grund dafür liegt einmal in dem Unvermögen der Jugendlichen zum Ausdruck ihres Innenlebens, dann aber auch in dem instinktmäßigen Ablehnen jedes noch so geringen Eindringens in die Entwicklung der reifenden Persönlichkeit. Ersteres ist besonders bei den früh im Lebenskampf Stehenden der Fall, sie geht nichts an, was jenseits des Irdischen liegt, wie Jäger in seinem Buch „Männliche Jugend“ zeigt[156]). Letzteres erschwert das Verständnis bei der sog. gebildeten Jugend. Trotzdem muß immer wieder der Versuch einer Gesamtdarstellung religiösen Werdens im Jugendalter unternommen werden.

Gegen den Kinderglauben tritt nach Füllkrugs Meinung[157]) ein Rückschlag ein: „Die religiöse Energie ist durch den Konfirmandenunterricht und die der Konfirmation vorangehende religiöse Erregung ermüdet oder verbraucht und fordert physisch und psychisch einen Rückschlag.“ G. Bohne[158]) spricht von drei Entwicklungsstufen, die durch gesteigertes religiöses Interesse, religiöse Entfremdung und religiösen Neubau (in der „Zeit der strukturellen Klärung“) gekennzeichnet werden, und sieht die Zeit nach der Konfirmation als Periode der religiösen Entfremdung an. O. Kupky[159]) macht Einwendungen gegen die Dreigliederung, welche der Starbuckschen Einteilung entspricht, und will auf Grund seines Tagebuchmaterials nicht von religiöser „Entfremdung“ sprechen, sondern ist der Überzeugung, daß das in der Kindheit empfangene Glaubensgut in aufwärtsstrebender Entwicklung unter Zweifeln und Wiederaufbauen auf Grund religiöser Erlebnisse angeeignet wird. Das ist ohne Zweifel richtig, wenn man die Tagebuchnotizen heranzieht, das Bild ändert sich aber ganz erheblich, wenn man auf den Durchschnitt der Jugendlichen achtet. Der Ausdruck „Entfremdung“ ist anfechtbar, sofern er als bruchartige Trennung vom bisherigen religiösen Entwicklungsgange aufgefaßt wird; Eichele[160]) weist mit vollem Recht darauf hin, daß

[156]) Männliche Jugend. Handbuch der Jugenderziehung. Hamburg 1913 S. 301.

[157]) Zur Seelenkunde. S. 112.

[158]) Die religiöse Entwicklung S. 31—115.

[159]) Die religiöse Entwicklung von Jugendlichen. Leipzig 1924. Archiv f. d. gesamte Psychologie. Bd. 49 Heft 1/2.

[160]) Die religiöse Entwicklung im Jugendalter S. 135 f.

„es vielfach doch gerade das lebendige religiöse Bedürfnis selbst“ ist, „das den Jugendlichen in den Gegensatz zum formulierten Glaubensbekenntnis hineintreibt, weil dieses für das religiöse Empfinden des Jugendlichen zu ‘eng’ geworden ist“. Vielmehr „innerhalb der vorhin genannten drei Entwicklungsperioden wechseln Zeiten religiösen Interesses und religiöser Gleichgültigkeit in verschieden langer Dauer miteinander ab“. —

Der Sinn der religiösen Entwicklung ist, wie Spranger[161]) ausführt, das Ringen um den Zentralsinn: „Weit über das hinaus, was im historischen oder theologischen Sinne Religion genannt wird, ist das Kreisen um dieses geahnte und gesuchte Zentrum religiös: jeder Lebensstandpunkt, jedes Empfangen von Wertoffenbarung und jede ethische Wertgebung, ja schon jedes grundlegende Lebensgefühl ist Reflex des Göttlichen.“ Es steht hier nicht unser Begriff von „Religion“ und „religiös“ zur Debatte, sondern wir müssen anerkennen, daß in der Tat die jugendliche Religiosität so geartet ist. Sie läßt sich allerdings ebensowenig in dogmatische Formen pressen wie in kirchlichen Bahnen halten und bedeutet eine „Entfremdung“ von der Kirche, aber damit durchaus nicht immer von der Religion.

Die Art, wie der junge Mensch sich von der übernommenen Frömmigkeit loslöst, ist sehr verschieden. Starke Schwankungen, die auf ein Auf und Ab, Hin und Zurück in der Stellung zur Religion deuten, zeigen z. B. Damaschkes Tagebuchaufzeichnungen[162]). Aus ihnen tritt dem Beobachter der Umschwung von Kraftgefühl zu Schwermut und umgekehrt deutlich vor Augen. Zweifel finden zagenden oder trotzigen Ausdruck: „Nun bin ich los den Götterkram und diesen ganzen heiligen Wust...“ Dann aber zeugen die Notizen wieder von ernstem Ringen um ewige Wahrheiten. — Mag es sich bei diesen Aufzeichnungen um einen religiös stark angeregten jungen Menschen handeln, so ist doch beim Durchschnitt das religiöse Chaos keineswegs geringer, und die Anstrengung, in Kraftworten den „Wust“ abzutun, zeugt von ihm. Der Jugendliche erwartet von der Religion eine „Transsubstantiation seines Innern“ (Spranger) — er denkt also hoch von ihr — und erlebt nichts derartiges. Aus dem Konfirmandenunterricht, ja schon aus dem Religionsunterricht der unteren Klassen hat er Vorstellungen mitgenommen, die sich mit der Wirklichkeit nun nicht mehr decken. Sein Gottesglaube, der schon von den Märchen her gewohnt war, den endlichen Sieg der guten Sache allen bösen Gewalten zum Trotz zu erleben, erfährt immer neue Erschütterungen für die Überzeugung von einer „gerechten“ göttlichen Weltordnung. — Die Auffassung von „Frieden“ ist sehr häufig gleichbedeutend der Verwechslung mit „Ruhe“ = Gemütlichkeit, kein Wunder, daß dann der Jugendliche sich aufbäumt gegen ein „ehrbarliches Leben“ „in Frieden“, wie es im Kirchengebet erbeten wird. „Gottseliges Leben“ klingt ihm ähnlich unsympathisch; er will hinaus in den Kampf, Gottseligkeit hat aber für sein

161) Psychologie des Jugendalters S. 323.

162) Adolf Damaschke, Aus meinem Leben. Leipzig 1928 S. 102.

Ohr einen Klang nach Engelsstimmen „dort oben im Licht" = nach dem Tode: er will aber leben! — Wieviele Konfirmanden empfinden wohl das größte Unbehagen, wenn die Konfirmationsfrage bei dem Schlußsatz angelangt ist: „Wollt ihr ... im gottseligen Leben beharren bis ans Ende?" Wer will es ihnen verübeln? Vielleicht ist das bei den meisten die einzige Unwahrheit, welche sie mit Bewußtsein aussprechen. Manch einer nimmt aber den Eindruck fürs Leben mit: Finsterer Zwang — eine Fessel, die ich leicht und lachend abschüttele, die Kirche aber eine Institution, der ich den Rücken kehren muß, wenn ich ins Leben wandern und innerlich wahr sein will. Manche Anzeichen deuten nur zu offensichtlich darauf hin, daß bei den Konfirmierten eine tiefere Erfassung der Bedeutung des kirchlichen Lebens für das einzelne Christenleben fehlt. Man brauchte diese Tatsache nicht allzu pessimistisch anzusehen, wenn man sich damit trösten könnte, daß es sich nur um einen Mangel handelt, der in dem bisher nur selten oder gar nicht erlebten Zutagetreten der Beziehungen zwischen der empirischen Kirche und dem Kinde beruht, denn dann könnten wir getrost der Zukunft überlassen, engere Beziehungen herzustellen, aber in Wirklichkeit liegt die Ursache tiefer. Äußerungen von Konfirmanden am Schlusse des kirchlichen Unterrichtes weisen darauf hin. Dabei handelt es sich nicht etwa nur um großstädtische Erscheinungen, sondern auch in Kleinstädten und auf dem Lande finden sich solche mangelhaften Auffassungen von der Kirche und ihrem Wesen. Als Beispiel dafür sei auf die Wiedergabe von diesbezüglichen Äußerungen in dem Aufsatz von P. Däberitz im Aprilheft 1931 der Pastoralblätter S. 414f. hingewiesen. Die schriftlichen Antworten auf das Thema „Der Christ ohne Kirche" deuten bei Knaben und Mädchen einwandfrei auf eine Betrachtung der Kirche als Lehrinstitution und auch wesentlich stärker im Sinne der Vermittlung moralischer Lehren als evangelischer Verkündigung hin. Es fehlen hier m. E. alle inneren Beziehungsmöglichkeiten völlig, das geht auch aus anderen ähnlichen Versuchen und Beobachtungen hervor, mögen auch da und dort Äußerungen wie die von Däberitz a. a. O. wiedergegebene vorkommen: „Die Kirche ist der heilige Strom des Lebens, und wenn ich viel in die Kirche gehe, so wird mir das Leben Jesu ausführlich beschrieben. Dadurch werde ich immer aufs neue ins Leben Jesu zurückgerufen, was sonst nicht der Fall ist." Abgesehen davon, daß der erfreulich klingende Anfang der Äußerung aller Wahrscheinlichkeit nach Reminiszenz aus dem Konfirmandenunterricht ist, weist der Passus von dem Inhalt der Predigt als ausführliche Beschreibung des Lebens Jesu auch in diesem Falle auf eine stark rationalistische Auffassung hin. Was die kirchlichen Veranstaltungen aber wirklich sein wollen und wie sie die Konfirmanden ansehen müßten, wenn sie überhaupt jemals einen inneren Kontakt gewinnen sollen, als „Strom des Lebens" und Quell der Kraft, das scheint durchweg nicht verstanden zu sein, und es ist eine tiefernste, aber wohl unleugbare Tatsache, daß kaum je eine Brücke von der Konfirmation zur bewußten und gesuchten Gliedschaft an der Kirche und dem Gemeindeleben beim Jugendlichen vorhanden sein wird. Weit davon entfernt, diese augenscheinlich entwicklungsmäßig unumgängliche, kirchlich sehr bedauerliche Entwicklung zu überschätzen, können wir andererseits uns nicht verhehlen, daß es aussichtslos, ja verhängnisvoll für Kirche und Jugend ist, wenn man Beziehungen zwischen beiden voraussetzt bzw. postuliert, die nach Erweis psychologischer Beobachtungen nicht vorhanden und wohl kaum je zu schaffen sind.

Wo aber der Konfirmandenunterricht tiefere Eindrücke hinterlassen hat — also besonders bei den Mädchen — und auch diese weitverbreiteten Fehlanschauungen nicht Platz gegriffen haben, da muß doch die religiöse Entwicklung in glatten Bahnen gehen? Hier nur ein Hinweis auf das Gegenteil: „Nach der Einsegnung schieben viele Mädchen das Gottsuchen auf, weil sie richtig fühlen und fürchten, daß sie in der Gemeinschaft mit Gott etwas aufgeben, von sich selbst etwas verlieren müssen, das wollen sie aber nicht, sondern wollen sich selbst entfalten und das nun erst recht beginnende Leben genießen. Unterdes schieben sich so viele andere Interessen dazwischen, daß Gott und das Fragen nach ihm zurücktreten[163]." Diese Beobachtung erklärt sich aus der Betrachtung Jesu als des „Verklärten" im Sinne eines himmelhoch in den Wolken Schwebenden, Unwirklichen, ohne Beziehung zum Menschen Stehenden. Religion erscheint dann als ein in sich geschlossenes Gebiet, welches allen anderen Wertgebieten, der „Welt" gegenübersteht, mit ihnen allenthalben kollidiert. So entsteht die Angst vor dem „braven" Menschen, dem „allzufrommen", wie sie sich in folgendem Bekenntnis einer ca. Siebzehnjährigen ausspricht[164]): „Ich möchte so gern ein richtiger Weggenosse sein, der seinen Weg geradeaus geht dem Ziele zu, aber immer kommt mir etwas dazwischen, ...ich glaube, es ist das, was Jesus die „Welt" nennen würde. Ihr wißt wohl, was ich meine, wenn ich es Euch offen gestehe, daß mir eine Tanzerei Freude machen kann. Ich habe auch so große Angst, ein „braver" Mensch zu werden... Und dann kommt wieder die Forderung: „Habt nicht lieb die Welt..." Sehr häufig tritt die Naturverehrung an Stelle kirchlichen Gottesdienstes und weite Kreise städtischer männlicher und weiblicher Jugend, und zwar recht wertvolle, gehören zu dieser Gruppe. Andere Jugendliche lehnen bei Berührung mit naturwissenschaftlichen Problemen früher oder später den Gottesglauben ab. Ein Zeugnis aus Kupkys Tagebuchauszügen[165]: „Schon lange nicht mehr die Gottessohnschaft anerkannt. Widerspruch mit der Naturwissenschaft! Ich halte Jesum für einen ganz einfachen Menschen, der aber äußerst gemütvoll veranlagt war."

Bei sehr vielen verflüchtigt sich die Religion zu reiner Ethik: Ein Sechzehnjähriger, Kaufmannslehrling, schreibt[166]): „Für mich bestehen für den Namen Religion zwei Möglichkeiten. Die erste — unser jetziger kirch-

[163]) Füllkrug a. a. O. S. 120.

[164]) „Jugendweg" Ausgabe B. vom 15. 3. 1924.

[165]) Kupky S. 79.

[166]) a. a. O. S. 57.

licher Glaube, wie er von den Pfaffen und Priestern gelehrt wurde, der Glaube an den überall weilenden, alles überschauenden, alles leitenden allwissenden Gott, der Glaube an den Himmel und das Fortleben nach dem Tode, der Heiligenkult und was der schönen Dinge noch mehr sind. Die zweite Möglichkeit, der auch ich mich angeschlossen habe, ist, daß man unter Religion nur die Liebe zu seinen Mitmenschen, ihnen zu helfen und beizustehen, versteht. Das ist die wahre christliche Religion, wie sie auch Christus erstrebt hat." Bei einer weiteren Gruppe tritt — z. B. in Gedichtform — eine enge Verbindung von religiösem und ästhetischem Erleben zutage, häufig zeigt sich das ästhetische Moment viel dominierender als das religiöse; eigentliche religiöse Kernfragen werden verhältnismäßig selten berührt. Die Auseinandersetzung mit dem übernommenen Glaubensgute fördert erhebliche intellektuelle Abneigungen zutage. Die Christologie ist den meisten ein durchaus unverständlicher und überflüssiger Teil christlicher Dogmatik, und erst wesentlich später, als die Konfirmation liegt, dämmert ein Verständnis für sie auf, auch nicht oft so günstig, wie im folgenden Falle eines ernsten Siebzehnjährigen[167]). Er wird durch die Frage in einem Traktat: „Sind Sie wiedergeboren, haben Sie Vergebung Ihrer Sünden?" aufgerüttelt und geht ihr mit der ihm eigenen Gründlichkeit nach: „Ich sagte mir, daß ich bisher nur danach getrachtet hatte, möglichst wenig Sünden zu begehen, die Vergebung der Sünden aber mir dereinst zuteil werden werde, da ich sie für Sünden und für unrecht hielt. Aber, sagte ich mir, ist das wirklich genug? Dann hätte ja Christus gar nicht in die Welt zu kommen brauchen, diesen Standpunkt konnte ja jeder Jude haben ... Er ist für unsere Sünden den schändlichsten Tod gestorben, ... und gibt uns das ewige Leben, wenn wir glauben." Im allgemeinen herrscht aber der von S. gekennzeichnete Standpunkt der mangelhaften Empfindung von Erlösungsbedürftigkeit wohl noch weit länger bei den Jugendlichen. Die heilsgeschichtliche Betrachtung des Lebens und Sterbens Jesu läuft meistens nicht parallel mit der aus dem Bedürfnis des jugendlichen Individuums nach persönlicher Erlösung stammenden Betrachtungsweise. Für die Opfervorstellung, die Jesu Tod als Sühnopfer oder gar als Passah betrachtet, wie es im Konfirmandenunterricht oft geschieht, fehlt dem jungen Menschen, besonders dem jungen Mann, jedes Verständnis, ja es liegt in dieser Auffassung oft ein schweres Hindernis, wie eine dem Verfasser zur Verfügung stehende Aufzeichnung eines siebzehnjährigen Primaners beweist. Dem religiös Erweckten wird von einem Gemeinschaftsgliede zur Klärung seiner Bedenken gegenüber dem Opfertode Jesu ein Traktätchen gegeben, welches das Sterben des Heilands mit dem Passahopfer gleichsetzt, dieses „brachte erst recht die in mir nach Gewißheit der persönlichen Sündenvergebung ringenden Fragen hoch, erreichte nur ein Chaos, Unbefriedigtsein." — Vielen gebildeten Jugendlichen ist bei den heutigen Bestrebungen zur Reinigung

[167]) Autobiographie „S".

des christlichen Glaubens von jüdischem Beiwerk — mehr als früher — der sogenannte Paulinismus Anstoß und Ärgernis. Die dogmatisierende Art findet bei ihnen wenig Gegenliebe und ist ihnen ein Hindernis für das Verständnis christlicher Gedanken. Beim Römerbrief fehlt eine innere Beziehung nicht nur zur „Rechtfertigung aus dem Glauben", sondern ebenso zur Darstellung der Heilsgeschichte, und bei der Behandlung des Galaterbriefes ist das Empfinden, daß der Rabbinenschüler Paulus spricht, manchem jungen Menschen unüberwindlich naturgemäß eingewurzelt, so daß er von vornherein Abneigung empfindet. Die jüdischen Wesenszüge des Apostels, besonders das Festhalten an der Erwählung Israels, stoßen viele ab.

Beispiele dafür, wie ein Teil der geistig regen Jugend auch über das achtzehnte Jahr hinaus die reformatorische Botschaft mißversteht, führt Stange[168]) aus dem Schrifttum der Freideutschen Jugendbewegung an. Auf der Arbeitstagung des Freideutschen Bundes wurde ausgesprochen: „Für uns gibt es kein lebenshemmendes, kraftlähmendes, aprioristisches Schuldgefühl im protestantischen Sinne, das letzten Endes aus dem Zweifel an der Gewißheit der Zuverlässigkeit der Gnade herrührt." — Gegen die kirchliche Auffassung von Jesu Tod richten sich folgende Ausführungen aus dem „Zwiespruch" (1924 Bl. 78): „Wir dürfen nicht leiden, daß man uns lehrt, Jesu Bedeutung liege in seinem Tod, dieser erwirke als stellvertretende Selbstvernichtung unsere Entsühnung. Weil er das Gegenteil lehrte, ward er ermordet..." An gleicher Stelle wird die Lehre von der Stellvertretung Christi bezeichnet als „einem Fremdvolke angehörig, das seinem Wesen gemäß selbst mit seinem Gotte keinen andern Weg kennt als den handelsvertragsmäßigen." Man kann sich wohl der Entschiedenheit freuen, mit welcher zu religiösen Fragen hier Stellung genommen wird, auch der Offenheit der Aussprache, die heute ja auch schon in nicht wenigen Kreisen unserer artbewußten Landjugend aufgenommen ist — augenscheinlich ohne direkte Berührung mit der Jugendbewegung, sondern aus innerer Notwendigkeit. Wir mögen getrost oder mit bangem Herzen der zukünftigen religiösen Entwicklung unserer Jugend entgegensehen — jedenfalls müssen wir erkennen, daß unter den geschilderten religiösen Verhältnissen religions- und jugendpsychologisch betrachtet die Forderung des Konfirmationsgelübdes, „im rechten Glauben" zu „beharren", eine Unmöglichkeit bedeutet, weil sie an sich gesunde, wenn auch in manchen Phasen des Kampfes um den religiösen Besitz weit von religiöser Tradition und Kirche abführende Wege zur Bildung lebendiger Frömmigkeit abschneidet oder die jungen Menschen zwingt, sie im Gegensatz zur Kirche zu beschreiten.

Wir fordern von den Konfirmierten ferner, daß sie sich „mit fleißigem Gebet" zu kirchlicher Ordnung halten. Wie steht es mit der Gebetshaltung der Jugendlichen? Zunächst müssen wir feststellen, daß Jugendpfarrer

---

[168]) Führerdienst Jahrgg. 1925 S. 23—28.

Philipps für die männliche Jugend mit vollem Rechte betont[169]): Das gewohnheitsmäßige Gebet wird aufgegeben. Däberitz schreibt in dem oben (S. 77) zitierten Aufsatze S. 154f.: „Was aber kein einziges Kind erwähnt hat, worauf ich eigentlich gespannt gewartet und gehofft hatte, war das Gebet, in dem der Konfirmand sich Segen zurüsten könne... Es fehlt am Gebetsleben, an der Gebetsschule, am innerlichen Leben — an der Erziehung dazu." Man mag als Konfirmator sich nie dem stillen Vorwurf unzureichender Berücksichtigung der Gebetserziehung entziehen können — aber das ist doch nicht, wie D. meint, der eigentliche Grund dafür, daß am Ende der kirchlichen Unterweisung auf die Frage: „Was kann der Konfirmand dazu tun, daß er Segen von seiner Konfirmation habe?" nicht der leiseste Hinweis auf die Kraftquelle im Gebet erscheint, der entscheidende Grund dafür ist das plötzliche Erlöschen des Gebetslebens aus einem in der Entwicklung des Jugendlichen liegenden Grunde. Äußere Anlässe mögen den letzten Anstoß geben, wie z. B. bei Bruno Bürgel[170]): Er hört, wie seinen armen Schustereltern mit zwangsweiser Beitreibung von Kirchensteuern gedroht wird, und sieht, wie einem alten Manne wegen Unfähigkeit zur Steuerzahlung sein Hund genommen wird: „Bis in jene Zeit ging es mir wie Karl Moor in Schillers 'Räubern': 'Es gab eine Zeit, da ich nicht einschlafen konnte, wenn ich nicht mein Nachtgebet gesprochen'. Auch hier stellten sich Zweifel über Zweifel ein."

In besonderen Nöten erwacht wohl der Gebetstrieb aufs neue. In den „Kriegsbriefen gefallener Stundenten"[171]) finden sich häufig Zeugnisse von kleinen Stoßgebeten in Gefahr und von dankbarer Rückerinnerung an erfahrene göttliche Hilfe. Wenn der junge Mensch betet, dann in der Stille, frei, der männliche Jugendliche kurz, aber stürmisch, während das Mädchen nach autobiographischen Zeugnissen „keine bestimmte Erhörung erwartet", sondern „nur das Gefühl haben" möchte, daß es zu jemandem spreche", „der es hören" kann, also mystische Versenkung sucht. Eichele behauptet[172]): „Der Jugendliche betet trotz aller Hemmungen, ja, er betet je nachdem viel intensiver und ernsthafter als der Erwachsene." Wenn damit gemeint ist, daß der junge Mensch viel mehr Gott bestürmt, dann trifft die Behauptung zweifellos zu. Von Gebetsleben kann aber keinesfalls bei der Mehrzahl die Rede sein.

Die Ursache für Gebetshemmnisse liegt vor allem in der unsicher gewordenen religiösen Haltung: Hört Gott mein Bitten? Erhört er es? Widersprechen nicht die Naturgesetze? Auch Menschen von der Innerlichkeit Walter

---

169) Philipps, Das Gebetsleben der Jugend in Heft 6 Jahrgg. 3 S. 321ff. des Führerdienstes.

170) Vom Arbeiter zum Astronomen S. 25f.

171) Herausgegeben von Prof. Witkop-München 1928; vgl. auch Uckeley, Wie sie im Kriege Gott fanden S. 41ff. und Neuberg und Stange, Gottesbegegnungen im großen Kriege. Dresden 1915; dazu Stange in Pastoralblätter Oktober 1915 S. 1ff.

172) a. a. O. S. 184.

6

Flexs stehen „mitten im Kampf"[173]: „Ein Tag wie eine verlorene Schlacht / zermartert Kopf und Glieder / Mit geballten Fäusten warf ich zur Nacht / mich auf mein Lager nieder / und Schlaf und Traum. Und bin erwacht / erwacht mit gefalteten Händen! / Und gestern Gott und die Welt verlacht — / Herz, Herz, wie wirst du's enden?"

Die noch meist mangelhafte Glaubenserfahrung ist der Stärkung der Gebetsfreudigkeit sehr abträglich. Der junge Mensch ist außerdem viel zu stark Zuschauer seiner eigenen Entwicklung, als daß er dem Absoluten, Ewigen, der Gotteswirklichkeit in der Glaubenswirklichkeit Verständnis entgegenbringen, geschweige denn, daß er sich ihr ergeben könnte mit der Unbedingtheit, welche für jedes rechte Gebet Voraussetzung ist. Die anthropomorphen Gottesvorstellungen sind im Laufe der Entwicklung geschwunden, damit auch meist das Kindergebet, und dem Jugendlichen erscheint dann zumindest das Gebet als Bitten anthropomorph und unmöglich.

Ein weiteres Gebetshemmnis ist das Erwachen des Bewußtseins für eigene Verantwortung und des Trachtens nach Gestaltung des persönlichen Lebens aus eigener Bestimmung, es braucht zwar nicht das Gebet auszuschalten, aber sehr oft geschieht das aus ähnlichen Erwägungen wie die: Wofür danken, wenn man sich nur sich selbst verantwortlich fühlt? Warum bitten, wenn man seinen eigenen Weg aus eigener Kraft gehen will? Überhaupt: Weshalb sich abhängig machen, wenn man selbständig sein will?

Die Anbetung ist vielfach nicht bewußte Beugung vor dem allmächtigen Gott, sondern Pantheismus, Mystik, Gefühl, besonders bei den Mädchen und nicht selten bei gebildeter männlicher Jugend. Der Weg mag oft zu evangelischer Anbetung führen, wie z. B. bei Teilen der Singebewegung, aber oft liegt die Einmündung in das Anbeten „im Geist und in der Wahrheit" im Sinne des Jesuswortes (Joh. 4 V. 24), d. h. aus dem inneren Müssen eines unter Gottes Gericht und Gnade bewußt lebenden Herzens erst nach Beendigung der jugendlichen Entwicklung. In ihrem Verlaufe ist aber gerade bei den ehrlich Ringenden keine Übung im „fleißigen Gebet" d. h. Regelmäßigkeit zu erwarten, wir müssen erkennen, daß es sich auch in dieser Hinsicht fast stets um eine scheinbar ganz abbrechende, in vielen Fällen auch tatsächlich für lange, ja für immer erledigte religiöse Erscheinung handelt, die jugendpsychologisch gesehen aber nur eine Begleiterscheinung der notwendigen Gesamtentwicklung ist und durch keine Verspruchformel bezüglich Gebetsübung gehemmt werden kann noch darf.

Die Stellung zu Gottes Wort ist bei den Jugendlichen keineswegs die im Konfirmationsgelübde ausgesprochene. Versteht man, wie dort, in erster Linie die Verkündigung von Gottes Wort darunter, so erübrigt sich jede weitere Ausführung, die verhältnismäßig geringe Besucherzahl der Gottesdienste bei den Jugendlichen spricht für sich. Ohne Zweifel ist aber bei dem Passus im Konfirmationsgelübde an das Lesen des Gotteswortes gedacht.

---

[173]) Sonne und Schild. Lissa 1915 S. 112.

Wie steht es nun damit im allgemeinen bei der Jugend? Erfahrene Jugendführer werden die Ausführungen Stählins über die Schwierigkeiten der Bibelarbeit im Rahmen der Jugendarbeit[174]) durchaus bestätigen müssen. In der Tat „ist die Bibel unserer Jugend einerseits unerhört fremd, andererseits durch Bekanntheit unwirksam geworden". Das Letztere ist vielleicht noch das Schlimmere, weil Unvermeidliche; die Schuld liegt ja nicht an der Bekanntheit, sondern an dem jugendlichen Leichtsinn, der glaubt, mit einigen Geschichten und Sprüchen den Inhalt der Bibel erschöpft zu haben. Den ernster Gesonnenen erschwert die äußere Gestalt — meist doch noch in Form der Kolumnen — und Verseinteilung und die sprachliche Form, deren Wucht so wenig Ähnlichkeit mit der Gedankenarmut und Oberflächlichkeit der heutigen Vulgärsprache hat, das Eindringen in die Schriften der Bibel. Jeder Kenner unserer Jugend ist vor allem aber mit Stählin „erschüttert davon, wieviele junge Menschen bei aller angeblichen Vorurteilslosigkeit und Kritikfreudigkeit völlig in dem Bann bestimmter Auffassungen und Denkschemata stehen. Für sie ist die Bibel schwer zugänglich einfach deshalb, weil ihr entscheidender Gehalt nicht in dieses Denkschema hineinpaßt", sie erliegen dem „feinsten und innerlichsten Hemmnis", der Herrschaft der Phrase. — Gilt diese Charakterisierung schon von der doch oft überdurchschnittlich religiös interessierten organisierten Jugend, wieviel mehr gilt sie von der Masse der Jugendlichen! Die innerhalb der evangelischen Jugendverbände immer stärker behandelte Frage der Erziehung zum Bibellesen beweist in der Fülle der dabei auftretenden Probleme deutlich, daß die Forderung an die Jugend, sich treulich zu Gottes Wort zu halten, selbst dann, wenn man dem volkstümlichen Sprachgebrauche entsprechend nur die kirchliche Wortverkündigung in Gottesdienst und Predigt darunter versteht, bei der weitaus größten Mehrheit unerfüllt ist und für sie aus inneren Hemmungen von vornherein unerfüllbar erscheint.

Über die erst aus fleißigem Gebet und Aufnehmen von Gottes Wort erwachsende Freudigkeit zum Gange zu Gottes Tisch braucht angesichts der bisherigen Ergebnisse besonders auch mit Rücksicht auf die Seite 47ff. gemachten Ausführungen nichts mehr gesagt zu werden; es genügt die Feststellung, daß sie bei der Jugend nicht vorhanden ist und die Forderung des Konfirmationsgelübdes nicht erfüllt wird, ja, auf Grund der religiösen Gesamtverfassung des Jugendlichen nicht erfüllt werden kann.

Mit einem kurzen, aber inhaltreichen Worte weist das Konfirmationsgelübde auf die Gestaltung des gesamten Lebens unter religiösem Einfluß hin, es fragt den Konfirmanden, ob er entschlossen sei, „mit Gottes Hilfe... im ... gottseligen Leben zu beharren bis ans Ende?" Dem Jugendlichen erscheint echte Frömmigkeit nur möglich im Zusammenhang mit ethischen Konsequenzen. Er kennzeichnet seine Auffassung etwa so[175]): Der „gute

---

[174]) Heft 4 der Evang. Jugendführung 1929 S. 101ff.
[175]) Autobiographie „S".

Christ" ist „pflichttreu, milde, liebevoll, fleißig, duldet viel, aber still und ist immer ruhig und doch still-fröhlich". Eichele führt folgende jugendliche Charakteristika für den „frommen Christen" an[176]): Hilfsbereit, dankbar, fleißig, stille, offen und ehrlich. Es ist also ein Streben nach sittlichem Verhalten unverkennbar, und nicht selten tritt ethischer Rigorismus im Beurteilen eigenen und fremden Handelns zutage. Auch eine Wechselbeziehung zwischen Religion und Sittlichkeit liegt vor. Aber es kann keineswegs die Rede sein von bewußtem „gottseligen" Leben im Sinne der Zentralisierung alles Tuns und Lassens in Gottes Willen und der Orientierung des Lebens an dem Ziele, die Gottseligkeit zu erreichen, in Frömmigkeit sein Leben zu gestalten. Vielmehr gilt die Schilderung Kabischs[177]): Timms Herz „war kein Spielverderber, wenn die Gesellen in der Klasse Neuigkeiten auskramten, die mit der Zeit einen immer verwegeneren Anstrich bekamen und hie und da in eigene (unsittliche) Erlebnisse und Wagnisse ausmündeten. Völlig unvermittelt standen beide Welten in mir beieinander. Wenn sie der Gemeinheit Speise gaben, genoß ich, und wenn ich in Gedanken das Böse strafte, fühlte ich mich fromm. Und keine Regung gebot mir, mich selber zu strafen. Zu sehr glaubte ich in diesen Träumen an die Vortrefflichkeit meiner Gegenwart und meiner Zukunft" (als Jurist, der das Böse straft, ein Gefühl, das Timm „innere Gehobenheit, Ruhe und Kraft" verlieh). Wie lebenswahr ist auch die „Charakteristik der volksschulentlassenen Jugend" von Cl. Schultz[178]). „Unserer (männlichen) Jugend fehlt in jenem Alter der sittliche Mut... sie sind mehr als die Mädchen in jenem Alter Herdenmenschen, denen der Mut fehlt, aus der Herde herauszugehen, eine Persönlichkeit zu sein, ...zur rechten Zeit Ja und mehr noch zur rechten Zeit Nein zu sagen." Das ist der Sinn der ethischen Entwicklung: die freie Bindung des eigenen Willens beim jungen Menschen zu erreichen. Entscheidend ist, daß der junge Mensch einen Menschen findet, dem er sich mit seinem ganzen Lebensglauben anschließt, der versteht, „das Gemütsleben zu erziehen und die Gemütswerte zu gangbarer Münze zu machen"[179]). Da liegt aber die Not, daß viele Jugendliche den Helfer und Freund nicht finden und manchen Umweg machen müssen, wenn sie überhaupt sittlich gereifte Persönlichkeiten werden. Desto stärker ist dann der sittliche Kampf, und von Beharren in gottseligem Leben kann keine Rede sein. Die Religion muß die tragende Grundlage für die sittliche Reifung geben, in ihr muß schließlich das menschlich-sittliche Leben fest verwurzelt sein, um aus ihr die Kraft für sittliches Ringen und Siegen zu nehmen, aber das gottselige Leben steht nicht am Anfang, sondern am Ende der religiösen und sittlichen Entwicklung.

176) S. 239ff.
177) Gottes Heimkehr S. 67.
178) Säemannschriften für Erziehung und Unterricht Heft 7. Leipzig 1913 S. 39ff.
179) C. Schultz a. a. O. S. 40.

§ 5. Spezielle Gesichtspunkte.

Um ein zutreffendes Bild von der religiösen Gesamtlage der eingesegneten Jugendlichen zu erhalten, ist die Berücksichtigung der besonderen Lage für die religiöse Entwicklung infolge der äußeren Bedingungen nötig, sie kann hier nur in großen Umrissen erfolgen und soll sich auf die Jugend höherer Schulen, die proletarische und die Landjugend erstrecken.

Wie ist der Hausgeist in den Familien der höheren Schüler? In kleinbürgerlichen Verhältnissen ist die Unsicherheit der Eltern gegenüber den Kindern und die Unkenntnis der Gefahren „moderner" Zeitströmungen viel zu groß, um demgegenüber ein Bollwerk zu bilden. Der kaufmännische Mittelstand ist, wie Heitmann[180]) treffend darlegt, „ein Oberflächengebilde" ohne Tradition. „Die Häuslichkeit ist oft die Stätte einer schwülen Stimmung, ohne Harmonie, ohne den Frieden gemeinschaftlicher Mahlzeiten, ohne die dem Kindesgemüt so notwendige klare, freundliche, feste Sitte[181])." Dazu kommt die „innere Zerrissenheit, in die dies Alter durch den Gegensatz zwischen der Welt der Schule mit ihrer objektiven Wissenschaftlichkeit und der des Elternhauses hineingeraten muß"[182]). „Das ist der kulturelle Hintergrund, aus dem unsere Jugendschicht hervorwächst, — ein absolutes Vacuum![183]) —" Die Jugend des Beamtentums ist durch die Enge des Elternhauses oft in Konflikt mit ihren Wünschen nach Entfaltung und Bewegung über die engen Grenzen eines im Dienste der Karriere von früh auf stehenden Lebens. Trotz der starken Bindung an Haus, Familie und Sitte ist oft sehr wenig von echter Frömmigkeit und lebendiger Kirchlichkeit der Umgebung zu spüren. Unter solchen Umständen ist an „eifrigem Gebet" und „Halten zu Gottes Wort und Tisch" wenig zu erwarten. Auch das religiöse Reifen, das scheinbar durch den Religionsunterricht gefördert werden müßte, erfährt wenig Unterstützung. Die Fundamentierung in der häuslichen Frömmigkeit, welche dringend nötig ist, wenn der aufgenommene religiöse Stoff Halt finden soll, fehlt meistens auch in diesen relativ günstigen Verhältnissen. Aber die Anstürme gegen das religiöse Wachstum sind gerade beim höheren Schüler nicht gering und doppelt gefährlich, weil sie beim Realschüler eine in der Luft hängende geistige Bildung und beim Gymnasiasten eine noch torsohafte, im Gären und im Stadium des Kritisierens befindliche Bildung treffen. Für die Mädchen dieser Schularten ist besonders schwierig die starke Inanspruchnahme ihrer geistigen und physischen Kräfte und der innere Widerstreit mit dem oft der Mädchenart nicht liegenden Stoffe.

Der junge Akademiker hat für seine religiöse Entwicklung einen großen Vorsprung vor allen anderen Jugendlichen, er hat mehr Zeit dafür als

---

180) L. Heitmann in „Die Entwicklungsjahre". Heft 4 S. 10.

181) a. a. O. S. 11.

182) a. a. O. S. 13.

183) a. a. O. S. 20.

jene. — Die Kriegsbriefe gefallener Studenten[184]) geben wegen der Unmittelbarkeit der Äußerungen ausgezeichnetes Material für Beobachtungen in dieser Richtung. Häufig klingen in den Briefen Bibelworte an, dabei ist teilweise eine nicht eigentlich religiöse Deutung unverkennbar. Besonders finden sich allgemein gültige Worte wie das „Sei getreu bis an den Tod..." Sie werden also mehr ethisch verstanden. Oft treten auch religiöse Wissensstoffe unter besonderem Lichte als persönliche Erkenntnisse ins Bewußtsein[185]), im Zusammenhang damit ist ein innerliches Erstarken mit religiösem Einschlag mehrfach festzustellen[186]). Im allgemeinen sind die christlichen Grunddogmen stark persönlich modifiziert. Die Überzeugung von einer Unsterblichkeit ist fast allgemein[187]), aber die Auffassung von der „Auferstehung" ist beinahe überall stark sublimiert zu einer „Theorie der Allseele", und in vielen Fällen wird die Annahme einer irgendwie greifbaren und „körperlich" vorstellbaren Auferstehung abgelehnt. Von einem Sündenbewußtsein ist kaum eine Äußerung vorhanden, es wird vielmehr manchesmal betont, daß Gott „einen Ausgleich, ein Vollenden und Erfüllen des Wollens schaffen" wird[188]), und so vertraut man auf seine „Güte". Von spezifisch biblischem Sünden- und Erlösungsempfinden ist so gut wie nichts zu spüren, dagegen wesentlich mehr von der Bezeugung der Glaubenskraft an Gott und Gottes Führung, die oft erstmalig bewußt wird, und in einzelnen Fällen auch an den persönlich nahen Heiland. Berührung mit kirchlichen Institutionen und Beeinflussung durch sie fehlt scheinbar ganz. Andererseits sind religiöse Schwankungen durch Zusammensein mit starken, nichtreligiösen Persönlichkeiten deutlich erkennbar[189]). Abendmahlserlebnisse werden nicht erwähnt — allerdings fehlten sie seinerzeit durchaus nicht. Die Auswahl der Briefe ist selbstverständlich subjektiv zusammengestellt; bei der Schätzung der Dokumente ist auch zu berücksichtigen, daß sie Produkte starker seelischer Bewegungen sind. Für die Beurteilung der religiösen Gesamtlage des jungen Studenten bedeutet diese Feststellung aber, daß das Bild eher zu günstig erscheint. Grundsätzlich läßt sich jedenfalls wohl feststellen: Der Besitz an religiösen Vorstellungen ist nicht ganz verschwunden, aber diese sind weithin individuell umgedeutet und wichtige Stücke evangelischen Glaubens wie Sünde und Erlösung haben dabei stark an Wucht und willenpackendem Ernste verloren. An ein Näherkommen zu Gottesdienst und Gotteswort ist in den meisten Fällen noch nicht zu denken. Das studentische Leben ist dem Einordnen in kirchliche Formen nicht günstig, das Studium läßt, abgesehen von Theologie und Philosophie, wenig Zeit und gibt kaum Anregung zur Beschäftigung mit religiösen Dingen. Bei der akademischen Jugend ist noch

184) Wesentlich erweiterte 2. Auflage 1928 München.

185) a. a. O. S. 30, 57, 75, 200, 201 u. ö.

186) a. a. O. S. 17, 61, 156, 268, 321 u. ö.

187) a. a. O. S. 14, 50, 177, 263, 316, 329 u. ö.

188) S. 165 u. ö.

189) a. a. O. S. 36, 194.

alles in Entwicklung und Fluß, sie hat oft noch zehn Jahre nach der Einsegnung nicht den Weg betreten, der durch die Forderungen des Konfirmationsgelübdes vorgezeichnet ist. Wer vermag ihr aber deshalb den Ernst abzustreiten oder die Möglichkeit religiöser Reifung und kirchlicher Annäherung zu leugnen? Vielmehr gilt es zu erkennen, daß es psychologisch betrachtet unmöglich ist, den geistig noch reifenden, in starker Anspannung seiner geistigen Kräfte und in großen Spannungen seiner religiös-sittlichen, weltanschaulichen Entwicklung lebenden höheren Schüler und Studenten in eng bemessene Grenzen und fest umrissene Ziele durch Konfirmationsversprechen einzuengen.

Für die proletarische Jugend ist leider die religiöse Beeinflussung meistens mit der Konfirmation abgeschlossen. Die materielle Lage zwingt sie, ihre Arbeitskraft zu nutzen, führt sie in eine unsichere Lebenslage und Lebensgestaltung. Die geistige Situation wird früh bestimmt durch die Afterweisheit materialistischer Popularphilosophie und die scheinbar der erlernten Religion widersprechenden Erfahrungen. Das Problem der Theodizee spielt bei den verhältnismäßig wenigen Ernsteren eine Rolle, man mag mit Spranger[190]) meinen, „daß in diesem Ringen mit dem Problem der Theodizee noch eine achtungswerte religiöse Kraft steckt", weil der Jugendliche „von Gott höher denkt, als es sich im ... Weltlauf bewährt" — jedenfalls beweist die Praxis, daß an diesem gedanklichen Zwiespalt genug religiöses Leben in den Abgrund gerät. Die Grundtatsachen, welche der Konfirmandenunterricht vermitteln wollte, sind, wie Dehn in seinem Buche über „Die religiöse Gedankenwelt der Proletarierjugend" beweist[191]), fast nie behalten — ein weiteres Beispiel liefert Piechowski in seinem Buch „Proletarischer Glaube"[192]), der z. B. darauf hinweist, daß unter 500 Antworten auf seine Fragebogen kein Beispiel von Verständnis für den dogmatischen Zusammenhang von Konfirmation und Taufe ist. — Bei den Mädchen bleibt scheinbar mehr an Einzelheiten aus dem Konfirmationsunterricht haften als bei den Burschen, aber es sind eben auch meist Einzelheiten ohne Sinnzusammenhänge. Bei der weiblichen Jugend sind auch einzelne Fälle persönlicher Beziehungen zum Konfirmator durch Jungmädchenvereine u. ä. vorhanden, bei den Burschen ist gar nichts davon zu spüren — eine Beobachtung, die jeder Jugendführer in der Großstadt bestätigen muß. Dehn kommt zu dem Ergebnis, daß allgemein die überkommenen religiösen Vorstellungen in einem Zersetzungsprozeß sich befinden, der die Reste der zum großen Teil gar nicht erst aufgenommenen christlichen Gedankenwelt zerstört.

Die fortschreitende Mechanisierung steigert die Unlust; die Arbeit ist Fron, auch wenn der Arbeiter frei ist, sie erlaubt kein selbständiges Denken und erzeugt in dem Gefühlsleben des Jugendlichen einen „leeren Raum", den kein religiöses Empfinden ausfüllt. Für das proletarische Mädchen ist die Lage kaum günstiger.

---

190) Jugendpsychologie S. 318.

191) S. 18.

192) Piechowski, Proletarischer Glaube. 5. Aufl. 1928.

Im Durchschnitt läßt sich bei den aus Volksschülerinnen gebildeten Klassen eine stark kritische Einstellung zu allem Religiösen feststellen, und wohl immer befinden sich wenigstens einige Mädchen darunter, die nicht nur abwartend und mitmachend, sondern von Hause ablehnend allem „Heiligen" gegenüberstehen. Leider kann man die Feststellung der traurigen seelischen Leere nicht auf die Fabrikarbeiterin beschränken, auch Hausangestellte sind z. T. trotz ihrer wesentlich günstigeren Umgebung seelisch auf nicht höheren Stufen zu finden, wie folgende Ausführungen einer Fortbildungsschullehrerin bezeugen: Mädchen, die siebzehnjährig fast alle ihr Brot als Hausangestellte erwerben, schreiben einen Aufsatz: „Meine Gedanken über Gott und Religion" und das Ergebnis: „Eine Schülerin spricht von der Nichtbeweisbarkeit Gottes weder im positiven noch im negativen Sinne. Fast allen anderen schien die Ungerechtigkeit in der Welt in bezug auf die Verteilung von Reichtum und Armut, Glück und Unglück Beweis genug für seine Nichtexistenz..." „Wozu soll man sich den Kopf anfüllen mit Sprüchen, Gesängen usw.? Nachher im Leben kommt es doch nur darauf an, was man Positives leisten kann, und keiner fragt einen nach dem Gelernten", so ähnlich äußerte sich das eine der Mädchen. Wenn auch viele Hausangestellte nicht ganz so religionsablehnend sind, so ist diese Äußerung aus der Praxis doch sehr beachtlich! Sie weist darauf hin, daß durchaus nicht mehr überall von dem konservativen Sinne des Mädchens bei der proletarischen Jugend die Rede sein kann, sondern daß auch dank des Fluches der religionsfeindlichen Parteipropaganda schon die Mädchen genau wie die Burschen Religion als eine Theorie — höchstens als (abzulehnende) „Weltanschauung" ansehen und seelenleer dahinzuleben gelernt haben. Schon an den Jugendlichen wird furchtbar deutlich, was Karl Miedbrodt[193]) als das Ergebnis von 100 Antworten auf eine Umfrage bei Arbeitern vor einigen Jahren feststellte: „Der Arbeiter denkt in Ideologieen." Die marxistische Parteibrille trübte ihnen schon ganz jung den Blick für das Echte und Wahre. Am schwersten ist das auf religiösem Gebiete zu überwinden!

Beobachten wir nun auch die proletarischen Mädchen im kaufmännischen Beruf! Körperliche Anstrengungen werden von Anfang an der kleinen Verkäuferin zugemutet: morgens muß sie die Erste, abends die Letzte im Laden sein, wenig Kraft bleibt für die Freizeit, und diese wird sehr oft zum Schaden für Körper und Seele zu Kinobesuch und Sensation benutzt, eine Art der Erholung, die als Gegensatz zu dem öden Geschäftsbetriebe nur zu begreiflich ist, aber seelisch tötet, auch der „Sport" des Sonntags, dem ein Teil heutzutage huldigt, ist nicht viel mehr zu seelischer Stärkung angetan, als der Flirt. Der Umgang mit den Waren weckt Begehrlichkeit, und der Verkehr mit dem Publikum reizt zur Oberflächlichkeit und verführt zum Anpassungsstreben, statt daß das junge Mädchen seine Persönlichkeit entwickelt. Die „Geschäftslüge" macht sittlich gleichgültig. Die Kontoristinnen sind in

[193]) So denkt der Arbeiter. Berlin-Tegel S. 43 ff.

vieler Hinsicht durch die Arbeit an der Maschine und das geforderte schnelle Arbeitstempo geistig und körperlich noch stärker beansprucht, und das Tempo des Tages überträgt sich auch auf die Freizeit; ein völliges Zur-Ruhe-Kommen ist wegen der für eine wirkliche Entspannung unzureichenden Zeit unmöglich. Erst recht nicht ist an innere Stille und religiöse Besinnung zu denken; wer sich aber wirklich um solche stillen Augenblicke bemüht, der muß schon ein ernster Kämpfer sein, denn sehr oft fehlt ja auch die geeignete Häuslichkeit, das stille Plätzchen! — Bei den Älteren und besonders bei den auch innerlicher Veranlagten ist nicht selten eine ernstere Berufsauffassung wahrzunehmen im Bestreben, tüchtige Arbeit zu leisten, — ein „Berufsethos" ist das aber auch nicht ohne weiteres. — Wer einigermaßen aus persönlicher Fühlung und seelenkundlicher Beobachtung die notgedrungene seelische Verfassung der proletarischen Mädchen in Fabrik, Büro und Geschäft kennt, der ist fest überzeugt, daß für den weitaus größten Teil eine Erfüllung der mit dem Konfirmationsgelübde übernommenen Pflichten vom ersten Tage ihres Eintritts in den Beruf unendlich schwer ist, und gerade in den ersten Jahren fast unmöglich angesichts der großen Ansprüche und Versuchungen, welche ihnen sofort und immerwährend das Wachstum am inwendigen Menschen hemmen. — Hier kann nur Gottes Gnade helfen und unermüdlicher Dienst der Kirche an der Jugend — nicht aber ein Gelübde, dessen Leistung jedes ehrliche Mädchen und jeder ernster gesonnene Bursche nach Bekanntschaft mit den Berufsnöten glatt ablehnen würde.

Wir beobachteten, daß bei der proletarischen Jugend jede religiöse Entwicklung unwahrscheinlich ist. Wie sind die Möglichkeiten bei der ländlichen Jugend? Betrachten wir zunächst die Gesamthaltung dieser Jugendlichen. Mit der Konfirmation und dem Schulschluß ist nach ländlichen Begriffen die Entwicklung geistiger Fähigkeiten abgeschlossen. Durch die Verhältnisse, durch die Anspannung in körperlicher Arbeit wird die geistige Entwicklung unterdrückt, ja man muß annehmen, „daß hier überhaupt eine ganze Entwicklungszeit der Menschen unterdrückt wird, nämlich das Jugendalter"[194]). Bei den Burschen ist kein Plänemachen möglich, denn sie wissen genau, was sie erwartet, sie gehen in den vorgezeichneten Bahnen der Vorfahren und nehmen sehr bald Haltung, Sprache und Denkweise der Alten an. Von Phantasie kann da nicht die Rede sein, „wo der Wille der Eltern und das Gesetz der Landarbeit alles unter Zweckgedanken stellen und die Kinder daraufhin erzogen werden. Der Raum ist aufgeteilt, und die Konkurrenz des Geistes und der wirtschaftlichen Kräfte fehlen"[195]). Bei den Mädchen ist die Lage keineswegs günstiger. Es ist eine bekannte Tatsache, daß die Hälfte aller Bauernfrauen mit vierzig Jahren nicht mehr im Besitze ihrer Vollkraft ist, und es ist psychologisch sehr fein beobachtet, wenn P. Thiemann[196]) hierin die besondere Not der weiblichen Jugend auf dem Lande sieht, daß

[194]) Lempfert, Heft 3 1929 der Evang. Jugendführung S. 75.

[195]) Ebenda.

[196]) Die Landjugend. Weibl. Jugend Heft 9 1929 S. 218f.

schon früh eine Müdigkeit gegenüber der Zukunft eintritt, die sich in Ziellosigkeit und Haltlosigkeit über das ganze Wesen legt und besonders gefahrvoll deshalb ist, weil viele andere Strömungen und verwirrenden Gedankengänge sich mit ihr vereinen. Die sittlichen Anschauungen werden lax, und es werden Schranken niedergebrochen, deren die ländliche Jugend in besonderem Maße bedarf. Es ist gerade für den Landpfarrer erschütternd, wenn er sieht, wie die innerlichsten und begabtesten Konfirmandinnen nicht selten bald nach der Einsegnung geistig nachlassen und an religiöser Lebendigkeit einbüßen, auch oft in ihren Gesichtszügen die Spuren von innerer Müdigkeit und Angleichung an den Durchschnitt zeigen.

So müssen wir für die Jugend beider Geschlechter die Tatsache feststellen, daß sie in ihrer Gesamthaltung nach der Einsegnung eher eine Lockerung als eine Straffung erfährt. Für die religiöse Haltung gelten weithin die Ausführungen Dittmers[197]), der die Möglichkeit, daß sich die religiösen Anschauungen der ländlichen Jugend nach der Konfirmation noch wesentlich vertiefen könnten, „bei dem reinen Landkind so gut wie ausgeschlossen" hält. Die Religiosität hat auf dem Lande meistens einen „nüchternen, regelhaften, rationalistischen Charakter"[198]); dieser Grundzug trägt Schuld daran, daß viel von den religiösen Impulsen schon im religiösen Unterricht, dann erst recht im Gottesdienst auf unfruchtbaren Boden fällt und verloren geht. Andererseits sagt Paulsen mit Recht: „Wie das Leben der großen Natur, ihr leichtes, lindes Weben und ihr furchtbares und zerstörendes Wirken miterlebt wird, so auch das Leben der kleinen Menschenwelt." Religiöses „Erlebnis" im Sinne irgendeines Durchbruchs religiöser Erkenntnisse ist das aber auch noch lange nicht, sondern ein „Erlebnis im Entwicklungssinn" als Baustein zum Aufbau des subjektiven Geistes, als Eingriff in den Lebensgang zur Bildung persönlicher Wertstruktur; eines Erlebens der Wirklichkeit Gottes bedarf es im Jugendalter nicht mehr, das Landkind erfährt diese Wirklichkeit meist schon sehr früh. Die Hypothese von der ländlichen Frömmigkeit aus enger Verbindung mit der Natur entstammt städtischen Gehirnen und romantischen Anschauungen, sie kann der Wirklichkeit sehr oft nicht standhalten, die Gedankenlosigkeit der Landbevölkerung, welche wir der im Jugendalter unterdrückten Entwicklung zur Last legen müssen, ist sehr groß, sie bringt eine Gottesferne mit sich, die ganz selten im Kampfe gegen die Religion auftritt, aber sich in großer Gleichgültigkeit, diesem schlimmsten Feinde alles Lebens, ausdrückt: „Man rechnet nicht mehr mit der Wirklichkeit Gottes."[199]). Beim Durchschnitt der Landjugend mag man günstigstenfalls noch von gewohnheitsmäßigem Gebet sprechen, von einem „fleißigen Beten", wie es das Konfirmationsformular verlangt, kann keine Rede sein.

Dazu kommt die Entfremdung der Landjugend von der Kirche. Die Stellung des jungen Landmenschen ist dem Seelsorger gegenüber sehr selb-

---

[197]) a. a. O. S. 98.

[198]) Bode und Fuchs, Psychologie des Landkindes. Halle 1925 S. 163.

[199]) Thiemann a. a. O. S. 219.

ständig, und vielfach zeigt er sich verschlossen und unzugänglich; er ist durch seine unpersönliche Erziehung dem persönlichen Einfluß nicht sehr gewogen und entzieht ihm sich möglichst. Von der Stadt her war die Vereinsseuche in den letzten Jahrzehnten auch ins Dorfleben eingedrungen und machte ihre zersetzenden Tendenzen im Familienleben bemerkbar, Wirtshausleben, Sportbetrieb, Vereinsmeierei aller Art hat die bodenständigen Gesellschaftsformen abgelöst und erschwerte jede Erfassung der männlichen Jugend kirchlicherseits ungeheuer. Es ist sehr zu wünschen, daß eine ungeahnte und von keiner Seite beabsichtigte Erschwerung der kirchlichen Beeinflussung, die in der starken Beanspruchung der Jugendlichen durch die politischen Formationen an den Sonntagen liegt, überwunden wird. Jeder Dorfgeistliche wird sich der zwar auch sehr gesunkenen, aber immerhin — noch! — vorhandenen Zahl der Jugendlichen unter den Abendmahlsgästen freuen, aber er darf sich nicht darüber täuschen, daß dies „Halten zu Gottes Wort und Tisch" oft nicht mehr als Erfüllung alter Sitte ist.

Zur Entfremdung von der Kirche kommt die Erschlaffung der Sittlichkeit. Die geschlechtliche Sittlichkeit ist meistens bei beiden Geschlechtern recht geringwertig, auf dem sexuellen Gebiete offenbart sich die Dorfsitte und -unsitte am deutlichsten. Das Recht auf Ausleben sexueller Triebhaftigkeit wird sehr deutlich und häufig in Anspruch genommen. Die Unterwerfung unter Zucht und Ordnung der Kirche ist in starker Lockerung begriffen. Von „gottseligem Leben" kann kaum die Rede sein, wer es führt, muß gegen einen fast unbezwingbaren Strom anschwimmen.

Die skizzierten Gesichtspunkte lassen wohl keinen Zweifel darüber, daß die Aussicht auf religiöse Entwicklung beim jungen Landvolke jugendpsychologisch gesehen wegen des allgemeinen Mangels an Entwicklungsmöglichkeiten sehr gering ist, die innere und auch äußere Entfremdung von der Kirche ist sichtbar genug, um die Erfüllung des diesbezüglichen Konfirmationsversprechens bei der großen Mehrheit als sehr unwahrscheinlich zu erweisen. Die Lebensgestaltung der Landjugend gibt wenig Hoffnung darauf, daß sie sich entschieden unter die Zucht des Gotteswortes und der Kirche zu stellen bereit ist.

Die psychologische Spezialbeobachtung der wichtigsten Schichten unserer konfirmierten Jugend der höheren Schulen, des Proletariats und des Landvolkes ergibt trotz der großen Verschiedenheit im einzelnen ein gleichmäßiges Gesamtbild. Die religiöse Entwicklung ist bei keiner Gruppe auch nur annähernd zu einem Abschluß gelangt. Bei der akademischen Jugend ist noch die Möglichkeit und die Wahrscheinlichkeit ruhigen Weiterreifens in einer Reihe von Jahren gegeben, bei der proletarischen Jugend und bei der Landjugend bricht das religiöse Werden in den allermeisten Fällen ganz plötzlich ab, und die Hemmnisse für eine religiöse Weiterentwicklung sind bei dem proletarischen Jugendlichen riesig groß, aber auch bei der Landjugend sind sie vorhanden und drohen, jede Reifung zu verhindern.

IV. Teil.

Ergebnisse für die Gestaltung der Konfirmationspraxis.

1. Die Not der Konfirmationspraxis ist in der jugendlichen Entwicklung begründet.

a) Die Reife auf religiösem Gebiet ist die Voraussetzung für die in dem Konfirmationsgelübde geforderte Haltung des Konfirmierten, aber sie ist im allgemeinen noch nicht möglich. Bei einem großen Teil der kirchlich Eingesegneten ist wegen der vielen inneren und äußeren Hemmnisse die Erreichung der gelobten religiösen Hochziele auch in späterer Zeit nicht wahrscheinlich.

b) Das Einströmen zahlreicher neuer Einflüsse aus anderen Wertgebieten ist unvermeidlich, größtenteils sogar entwicklungsnotwendig. Die in dem Konfirmationsversprechen geforderte klare Entscheidung kann von den Jugendlichen noch nicht mit Bewußtsein getroffen werden.

2. Die Not wird durch die Forderung eines Konfirmationsgelübdes über das natürliche Maß hinaus gesteigert.

a) Der Jugendliche gerät durch die Begegnung mit anderen Wertgebieten, mit der „Welt", infolge der Bindung an das Gelübde in Gegensatz zu diesen, statt in Auseinandersetzung mit ihnen sie zu verarbeiten.

b) Die Ernsten müssen dadurch zumindest einen unnötig schweren Kampf kämpfen, viele von ihnen erleben den Zwiespalt zwischen den Forderungen des Versprechens und der Unmöglichkeit ihrer Erfüllung und kehren der Kirche den Rücken. Die Masse geht dem Konflikt aus dem Wege und wird gleichgültig, wendet sich von der Kirche ab.

3. Eine Verschärfung erfährt die Not der Konfirmationspraxis durch die Lockerung aller religiösen und sittlichen Bindungen in der Gegenwart.

a) Das Vertrauen zur Kirche und das Rechnen auf ihre Hilfe in inneren Schwierigkeiten schwindet.

b) In gleichem Maße steigt die Abneigung der Jugend, sich ihrer Führung in Ordnung und Zucht unterzuordnen.

4. Eine Linderung der Not der Konfirmationspraxis ist nur zu erwarten von der Rückwandlung in die katechetische Form.

a) Die Konfirmationspraxis muß die Gefahren, welche in der subjektiv eingestellten Form liegen, unbedingt vermeiden; sie muß damit rechnen, daß der junge Mensch erst am Anfang seiner religiösen Entfaltung steht und daher nicht imstande ist, bindende Versprechen abzugeben.

b) Die Vorbereitung auf die Konfirmation darf nicht zu einer seelischen Erschütterung mit der danach oft unausbleiblichen Enttäuschung führen, sondern hat stark und freudig zu machen zum Bekenntnis des

Glaubens der Väter und zum Bewußtsein der Zugehörigkeit zur Kirche der Reformation.

5. Die Kirche muß sich immer mehr ihrer rein kirchlichen, ganz allgemein auf jeden Jugendlichen bezüglichen Pflichten zur Weiterführung der Konfirmierten in der religiösen Erkenntnis durch Wortverkündigung verschiedenster Art bewußt werden. —

Verzeichnis der in der vorliegenden Arbeit herangezogenen Schriften.

Bauer, Psychologie der Jugendlichen. — Berlin 1911.
Bäumer, siehe Dröscher u. B.
Blau, Praktische Seelsorge in Einzelbildern aus ihrer Arbeit. — Hamburg 1912.
Bode u. Fuchs, Psychologie des Landkindes auf geisteswissenschaftlicher Grundlage. — Halle 1925.
Bohne, G., Die religiöse Entwicklung der Jugend in der Reifezeit. — Leipzig 1922.
Buchmüller, Der Knabe als religiöse Persönlichkeit. — Basel 1917.
Bühler, Charl., Das Seelenleben der Jugendlichen. — Jena 1923.
Bürgel, B. H., Vom Arbeiter zum Astronomen. — Berlin o. J.
Busemann, Zur Psychologie der kindlichen Religion in „Blätter für die Fortbildung des Lehrers" Jahrgang 1914.
Cordier, L., Evangelische Gemeindejugendarbeit — in der Sammlung „Jugend u. Gemeinde" Heft I. — Schwerin 1927.
—, Not und Verheißung. — Schwerin 1927.
Croner, Else, Die Psyche der weiblichen Jugend in Manns Pädagog. Magazin Nr. 996.
Däberitz, Artikel im Aprilheft 1931 der Pastoralblätter.
Dahn, Felix, Erinnerungen 2. Aufl. — Leipzig 1890.
Damaschke, Adolf, Aus meinem Leben. — Leipzig 1928.
Dehn, Günther, Großstadtjugend. — Beobachtungen und Erscheinungen aus der Welt der großstädtischen Arbeiterjugend. — Berlin 1919.
—, Die religiöse Gedankenwelt der Proletarierjugend. — Berlin 1929.
Dittmer, Evangelischer Konfirmandenunterricht. — Göttingen 1929.
Dröscher u. Bäumer, Von der Kindesseele. — Leipzig 1908.
Eger, Artikel Konfirmation I. in „Die Religion in Gesch. und Gegenwart". 2. Aufl. — Tübingen 1929. Bd. III. Sp. 1196.
Eichele, Die religiöse Entwicklung im Jugendalter. — Gütersloh 1928.
Evangelische Jugendführung. — Bärenreiterverlag Kassel 1929ff.
Flex, Walter, Sonne und Schild. — Lissa 1915.
Freie kirchlich-soziale Konferenz. — Hefte der ... Berlin Nr. 11/12 und Nr. 15/16.
Fuchs, siehe Bode und F.
Führerdienst — Zeitschrift — herausgegeben v. Erich Stange. — Barmen 1925ff.
Füllkrug, Zur Seelenkunde der weibl. Jugend 2. Auflage. — Schwerin 1913.
Gaupp, Psychologie des Kindes Band 1001 der Sammlung „Aus Natur und Geisteswelt". — Leipzig.
Generalsynode. — Verhandlungen der 3. ordentl. G. 1891. — Berlin 1892 Verlag Wiegandt u. Grieben.
Gerok, Karl, Jugenderinnerungen. — Bielefeld 1898.
Hebbel, Friedr., Meine Kindheit in Sämtl. Werke. — Leipzig Band 9.
Heckel, Th., Zur Methodik des evangel. Religionsunterrichts. — München 1928.
Heitmann, Ludw., Heft 4 von „Die Entwicklungsjahre". Psychol. Studien über die Jugend zwischen 14 bis 25. — Herausgeg. von Joh. Eger u. L. Heitmann — Leipzig 1912.

Hoffmann, W., Die Reifezeit — Probleme der Entwicklungspsychologie und Sozialpädagogik. — Leipzig 1922.
Holstein, Chr., Von der Pflugschar in den Hörsaal. — Leipzig 1920.
Jäger, Männliche Jugend — Handbuch der Jugenderziehung. — Hamburg 1913.
Joos, Jugend und Beruf in „Vom Kulturwillen der deutsch. Jugend" Berlin 1925 (Bericht von der Tagung des Ausschusses der deutschen Jugendverbände 1924).
Jugendweg. — Zeitschrift, herausgegeben v. Burckhardthausverlag Berlin-Dahlem.
Kabisch. — Gottes Heimkehr. — Göttingen 1920.
Krüger, H. A., „Sohn und Vater". — Braunschweig 1922.
Kriegsbriefe gefallener Studenten. — Herausgeber Prof. Witkop. — München 1928.
Kügelgen, W. v., Jugenderinnerungen eines alten Mannes. — I. Auflage 1870.
Kupky, Die relig. Entwicklung von Jugendlichen dargestellt auf Grund ihrer literarischen Erzeugnisse. — Archiv f. d. gesamte Psychologie Bd. 49 Heft 1 u. 2. — Leipzig 1924.
Leemann, Lydia, Die sittliche Entwicklung des Schulkindes. Manns Pädagog. Magazin Nr. 937.
Leitz, Artikel Dorfjugend in Religion in Gesch. u. Gegenwart 2. Aufl. I. Band Sp. 1982ff.
Lempfert, Aufgaben und Wege der Gruppenarbeit auf dem Lande in Heft 3/1929 der Evangelischen Jugendführung.
Le Seur, P., Die Meisterfrage beim Aufbau der evangel. Kirche — Berlin 1924.
Lorenz, O., Der Konfirmandenunterricht 2. Aufl. Göttingen 1911.
Matthies, H., „Ein Weltkind Gottes" (Am. Sieveking) Hambg. 1927.
Merz, Georg, Kirchliche Verkündigung und moderne Bildung — München 1931.
Meysenbug, M. v., Memoiren einer Idealistin.
Miedtbrodt, K., So denkt der Arbeiter — Berlin-Tegel, Selbstverlag.
Monatsblatt für d. evang. Religionsunterricht Jahrgang 1908.
Neuberg u. Stange, Gottesbegegnungen im großen Kriege — Dresden 1915.
Pastoralblätter, Herausgeber E. Stange — Dresden 1926, 28, 31.
Philipps, Das Gebetsleben der Jugendlichen in Führerdienst — Jahrgang 3 Heft 6.
Piechowski, Proletarischer Glaube, die relig. Gedankenwelt der organisierten deutsch. Arbeiterschaft nach sozialist. u. komm. Selbstzeugnissen — Berlin 5. Aufl. 1928.
Prüfer, „Wo die Großstadt anfängt." — Gütersloh 1928.
Rendtorff, Heinr., Konfirmation und Kirche — Dresden 1928.
Richter, Ludwig, Lebenserinnerungen — Volksausgabe Leipzig.
Römer, „Schwindender Kinderglaube" in Zeitschr. für Religionspsychologie I Heft 2.
Rotscheidt, W., „Konfirmandenunterricht und Konfirmation unserer Theologen" in „Deutsches Pfarrerblatt" 1931 Nr. 10—12.
Rühle, Die Seele des proletarischen Kindes — Dresden 1925 — (vollkommen kommunistisch eingestellt).
Schafft, „Die Bibel im Konfirmandenunterricht" in Heft 4/1929 der Evangelischen Jugendführung.
Schneller, L., Konfirmandenerinnerungen 6. Aufl. Leipzig.
Schreiber, H., Der Kinderglaube — Beiträge zur Kinderforschung und Heilerziehung Heft 53.
Schultz, Cl., Charakteristik der volksschulentlassen. Jugend in: Säemannschriften Heft 7 Leipz. 1913.
Schurz, K., Lebenserinnerungen — Berlin 1921.
Schweitzer, Alb., Aus meiner Kindheit und Jugendzeit — München 1924.
Spiecker, E. Fr., „Elisabeth" — Stuttgart 1930.
Spranger, Ed., Psychologie des Jugendalters — Leipz. 1924.
Stange, Erich, vgl. Neuberg und St.
— in Pastoralblätter Oktober 1915 (Kriegserleben).
— Volkskirche als Organismus — Dresden 1928.

Starbuck, Religionspsychologie — Leipzig 1909.
Thiemann, Die Landjugend in: Weibliche Jugend Heft 9 Jgg. 1929 — Berlin, Burckhardthausverlag.
Thieme, Der wahre lutherische Konfirmationsbegriff. Eine Warnung — Gießen 1931.
Tumlirz, Otto, Die Reifejahre I. u. II. — Leipzig 1924.
Uckeley, Alfred, Wie sie im Kriege Gott fanden — Bonn 1916.
Vorwerk, Dietr., Kinderseelenkunde als Grundlage des Konfirmandenunterrichts 4. Aufl. Schwerin 1914.
Weibliche Jugend — Jugendführerzeitschrift des Burckhardthausverlages Berlin-Dahlem.
Weigel, Kind und Religion — Paderborn 1914.
Wichern, Joh. Hinr., Gesammelte Schriften — herausgegeb. v. Friedr. Mahling — Hamburg 1902.
Witkop, siehe Kriegsbriefe...
Zeitschrift für den evangel. Religionsunterricht Jahrgang IX und X.

FSC
www.fsc.org
MIX
Papier | Fördert gute Waldnutzung
FSC® C083411

Zeitfracht Medien GmbH
Ferdinand-Jühlke-Straße 7
99095 Erfurt, Deutschland
produktsicherheit@kolibri360.de